一看就懂！
年輕人的健康說明書

好眠舒心｜美顏瘦身｜飲食調理｜增強抵抗力

的104個養生觀念

●百萬級暢銷書作者 **中里巴人**／著

專文健康推薦

身心與生活調理的實用保健書

　　中里巴人是我在上海工作時，常出差北京認識的朋友，至今也近三十年，很高興看到他的新書《一看就懂！年輕人的健康說明書》。

　　他從小習武，家學淵源，是大師級的氣功師。他練氣功時，氣會從指尖洩露，他的師父告訴他，他可以用洩露的氣幫人調理身體，是天生學醫的料。但當年正處於文革時期，狀況複雜他沒機會進醫學院讀書，只能在家研讀醫書。他的祖輩是御醫，家中醫書豐富。除了醫書之外也讀佛家和道家的書，這是傳統中醫都需要學習的內容。他是我最早的啟蒙老師之一，開始學習中醫時有不懂的問題，常常向他請教。

　　有一次一位同事的血壓超過200mmHg，中里巴人剛好在上海，就見他先幫同事按摩全身主要經絡，三小時後在兩腳的崑崙穴放血。我印象最深的是，放出來的血很濃稠，當場結成塊。放出了許多塊後，再量血壓，居然回到110mmHg標準的血壓。同事的血壓維持半年都是正常狀況，事後他說明，按摩時他用氣場能量推動體內血液的流動，把垃圾從血液中析出，再集中在那個穴位。

　　中里巴人的新書非常符合這個時代，現代人常見的疾病早就超脫「病從口入」的年代，更多的是錯誤生活型態創造疾病。這本書除了傳統中醫理論發展出來的方法，也加進許多生活中問題的的處理方法，是非常實用的日常保健書。

吳清忠｜《人體使用手冊》作者

專文健康推薦

從年輕深植一棵中醫種子，健康養生成效更好

　　許多年前，就常看到中里巴人的科普養生書籍，他把中醫艱澀用語的學問化為淺顯易懂，加上充滿風趣的舉例說明，讓中醫生活化的觀念，得以在現代廣為推行，也讓我在與病人之間的溝通，多了一些靈感。以往大家對中醫養生這個話題，認為在中年與老年才會重視，沒想到今年出版這本《一看就懂！年輕人的健康說明書》，是針對年輕族群的保健書。

　　臺灣即將邁入超高齡社會，在此之前，看到許多亞健康族群，大小毛病不斷。深究其原因，很多從小仗著青春的本錢而忽略了身體的小警訊。書中囊括年輕族群重視又實用的話題，例如：膚況、肥胖水腫、熬夜失眠、方便的飲食內補、心理壓力等等。擷取天人合一的觀念，隨著四季的流轉，在亞健康小毛病的時期，教你可及時察覺並調整自己的作息、運用廚房的食療，以及人體的穴位，在疾病發生之前，能及時矯正失衡的能量流動。

　　可別小看年輕人，近幾年在中國出現一個現象，許多活潑的年輕人，手裡拿著養生手搖飲，把中藥櫃當背板，紛紛拍照打卡，在朋友圈中廣為傳播。很感動這本書的誕生，願意在年輕人身上，深植一棵中醫種子，從小培養，養生的成效，會一點一滴在自己身上發芽，相信到中老年後，疾病會減少很多，因而節約社會上的醫療成本，相信這是大家所樂見的願景。

余雅雯｜上璽中醫診所院長

專文健康推薦

上工治未病，養生從年輕做起事半功倍

　　在 AI 浪潮襲擊之下，年輕人族群在資訊量大且日新月異的新時代，更需要找到一個能讓自己身心安頓的新生活，才能無後顧之憂朝理想邁進。

　　近年來年輕族群在高壓緊湊的學習和工作環境，加上長期睡眠不足的作息，容易產生能量過度耗損的早衰症狀。中醫學一直以來強調「上工治未病」，希望傳達防病的概念，養生觀念從年輕做起才是事半功倍。在診間裡，我也經常提醒年輕病患，需改變過度偏差的生活飲食習慣，除了藥物之外，總是希望傳達多一點健康觀念給病患，很多疾病的發生與日常生活都有密切關係。

　　《一看就懂！年輕人的健康說明書》以真切淺顯的文字，傳達中醫學珍貴的全人觀養生理念，文內每個議題都是年輕族群最在意的，不管是維持外貌、增強體力、提升腦力、紓解壓力，透過作者如同說話般親切的敘述，搭配簡易好上手的穴位按摩和飲食調養，隨時隨手都能做到養生。身為臨床醫師，很樂意見到大家一起日常實踐養生，把身心安頓好，才能健康喜樂邁向新時代。

劉筱薇｜澄品中醫診所院長

專文健康推薦│

一學即通，年輕人也能輕鬆讀懂與實踐

「醫生，我最近熬夜加班，該怎麼補救？」、「醫生，我沒時間運動，怎樣才能減重？」、「醫生，我經常睡不著，怎麼辦？」……。在臺北市立聯合醫院仁愛院區中醫科任職多年，越明白開藥只是解決問題的一種方法。尤其是針對年輕人，他們不喜歡吃藥，對針灸也心存畏懼。這本《一看就懂！年輕人的健康說明書》將為你打開全新視野，讓你明白，其實自己就是最好的醫生。

書中首先提到的熬夜，無疑是當代年輕人最常面臨的健康挑戰之一。補救的方法不在於匆匆補眠，而是調整心態。正如古語所云：「既來之，則安之。」讓心情先放鬆，才是良好睡眠的基礎。比如，睡前可以泡腳、聽些輕音樂，放慢生活節奏，心神自然安定，入睡就會更容易。如果熬夜後反而輾轉難眠，不妨試試轉動腳踝，用腳寫一個「馬」字，引導氣血流向腳部，有助於身心放鬆。

本書作者中里巴人深入淺出地回答了 104 個健康養生問題，內容簡單易懂，圖文並茂，專為年輕人設計的健康指南。養生不再是銀髮族的專利，年輕人也應該趁早保養，越早著手，越能逆齡抗老，保持青春活力。

謝旭東│臺北市立聯合醫院仁愛院區中醫科資深主治醫師

養生好評推薦

「在我的門診診療,越來越多年輕人來看一些文明病,也就是所謂的掉髮、肥胖、便 、失眠、情緒不穩定等問題,針對此在這本書有多方面預防與改善,從內到外、從頭到腳的常見健康養生問題與解答,是一本淺顯易懂,輕鬆學會的保健指南!」

吳明珠│中華經絡美容醫學會名譽理事長

「隨著養生意識抬頭,來中醫門診的患者其實很多是年輕人。問診的過程中,他們也常常詢問生活習慣應該怎麼調整?這本書在診間將非常方便做好全面的衛教,也可以提供對健康議題關注的年輕族群更適合之保健書籍。」

吳奕璇│「Ovi's 中醫日常」社群主理人、中醫師

「作者提到現代人最常見的熬夜與失眠悄悄透支著健康,而頭部問題與身體健康關係在臨床屢屢見曉,調理五臟六腑更是中醫的強項,順著節氣來養生是中醫的特色。我是一位臨床醫師,常年在基層診所服務,這本書真的一看就懂,年輕人養生立馬上手。年輕不養生,老了養醫生。」

郭大維│扶原中醫體系總院長

「這是一本相當實用的居家自我保健書籍，內容提到許多現代人所困擾的問題與解決方式。養生其實不難，難在能否確實執行並且面對身體給你的訊號，由於過於繁忙導致忽視不少警訊，等到小病已成大病時往往為時已晚，書中的衛教及保養方式都相當簡單也容易上手，即使不懂中醫的你，也能輕鬆看懂學會。」

陳俊如｜京禾中醫診所院長

「養生，這兩個字很簡單，但是做起來很困難，作者從中醫的角度來教導大家，如何用簡單的方法來維持身心健康，照顧自己也守護家人！」

陳峙嘉｜雅丰唯心中醫診所院長

「本書用一問一答的方式介紹中醫的養生保健觀念，從時下年輕人最常見的熬夜失眠、頭部疾病、心理問題、減重等主題，再談論到五臟六腑、四季養生方法，用淺顯易懂的文字，帶領大家認識中醫的養生觀念，是值得推薦的好書。」

陳建輝｜臻觀中醫診所院長

作者序

　　在微博上幸會姜得祺先生。姜先生是優秀的圖書策劃出版人，邀請我寫一本適合現代年輕人生活節奏的養生書，以緩解大家身體上的病痛、情緒上的焦慮、精神上的壓力。

　　我已經很久沒有動筆寫書了，恐難當其任。後來，在與姜先生的反復溝通中，我有了許多新的想法，覺得很有必要將自己這些年關於養生的一些新的領悟進行梳理，並以年輕人喜歡的方式呈現出來。

　　最終，我與姜先生商定，採用一問一答的方式寫作。這樣我寫起來很輕鬆，讀者朋友閱讀也很輕鬆，而且我所講的內容也更接近當下年輕人的實際需求，簡單易讀，讓年輕人一看就懂、一學就會、一用就對。

　　本書從實際出發，像一本簡要的身體說明書，對日常生活中最常見的身體問題、心理問題，進行通俗的解答，並提供實用的解決方法。不額外占用特定的時間和空間，你可以隨時隨地、隨心隨意，舉手投足就可以對身體進行養護和修復。

　　老子說：「為學日益，為道日損。」學習是為了增長知識，修道是為了減少麻煩。年輕人應該抓緊時間學一些養生之道，畢竟保持健康，才是當務之急。

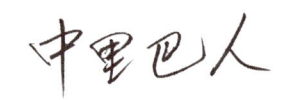

中里巴人

Contents
目　錄

專文健康推薦　2

養生好評推薦　6

作者序　8

Chapter 1
熬夜與失眠，正在悄悄透支著健康

1　熬夜對身體造成的傷害，應該如何進行補救？　18

2　精神壓力大導致失眠，如何快速入眠？　20

3　熬夜臉上就長痘痘，這是怎麼回事？　23

4　熬夜感到心慌心悸，這是要掛掉的徵兆嗎？　26

5　為什麼熬夜很容易導致猝死？　28

6　熬夜後心臟很不舒服，如何找到最佳調節方法？　31

7　面臨必須熬夜，如何做對身體的損害最小？　34

8　我就是睡不著，怎麼做能有效幫助入眠？　35

9　熬夜容易讓雙眼昏花，如何調整較妥適？　38

10　晚上熬夜、白天補眠，還會對身體造成傷害嗎？　40

11　半夜醒來，是否意謂身體某個部位已出現問題？　42

12　晚上多夢睡不好，導致早上起不來，應該如何調理？　45

Chapter 2
頭部問題，關係到身體一切健康

1. 年輕人「禿如其來」，怎麼拯救自己的髮型？　50
2. 工作時頭昏、頭痛，如何按摩有效果？　53
3. 閉目很容易，如何達到閉目養神的效果？　55
4. 緩解偏頭痛，可以按摩哪些經絡和穴位？　57
5. 早晨梳頭時經常頭暈，這是怎麼回事？　59
6. 坐飛機或坐火車時，耳膜疼痛如針扎，怎麼回事？　61
7. 眼睛近視，應該怎麼進行調理緩解？　62
8. 口氣很重，與人交流很尷尬，請問怎麼緩解？　64
9. 總是迷迷糊糊，如何讓自己的腦子變得靈光一些？　66
10. 太陽穴痛的時候，應該如何調理達到最佳的效果？　69
11. 頭髮乾枯、變黃，是氣血不足造成的嗎？　71
12. 當鼻子不通暢的時候，應該如何進行調整？　73

Chapter 3
調理五臟，健康保養有對策

1. 工作的過程中出現心慌心悸，應該怎麼辦？　76
2. 我們知道養腎很重要，需要如何養腎呢？　78

3　胃痛胃脹反復出現，怎麼緩解？　80

4　悲傷會傷心、開心也會傷心，是真的嗎？　83

5　如何預防心臟病，才能達到治未病的效果？　84

6　怎麼控制情緒，才能將心養護得更平和呢？　87

7　心包經和心經，它們的區別是什麼？　89

8　如何拍打心包經，才能達到養心的效果？　92

9　愛生氣的人，為什麼容易傷肝呢？　94

10　體檢很正常，但是偶爾心痛如針扎，怎麼回事？　97

11　為什麼過度思慮會傷及膽呢？　100

12　脾胃虛愛生病，應該如何調理脾胃？　102

13　誘惑太多，年輕人透支身體，怎麼辦？　104

14　空氣不好影響呼吸道，如何更好地護肺養肺？　107

15　養腎除了藥物，還有哪些經絡可以按摩呢？　108

Chapter 4
六腑保養，不可忽視的調理方法

1　為什麼我們必須把膽養護好呢？　112

2　按摩小腸經有哪些好處呢？　114

3　便祕真的很痛苦，如何改善這個問題？　116

4 改善便祕,推腹方式真的有效嗎? 118

5 排尿困難,或者排尿不乾淨,怎麼辦? 121

6 習慣憋尿,老了之後會出現大小便失禁嗎? 123

7 如何讓膀胱經在人體內發揮更大的作用? 124

8 為什麼「三焦」是人體元氣和水液的通道? 126

9 經絡的實證和感覺,比推理和揣測更重要? 129

10 經絡靠按、穴位靠敲,會把五臟六腑敲壞嗎? 131

Chapter 5
心理平衡,決定著身體健康

1 心情壓抑導致舊病復發,怎麼調整身心? 134

2 「所愛在外」,具體怎麼追求和實現呢? 138

3 理性和感性的衝突,有什麼方法實現平衡? 141

4 情緒與病症是如何產生因果反應? 143

5 如何平衡自己內心與教育孩子的衝突? 145

6 男人到了不惑之年,到底該不該服老? 148

7 女性出現心理問題,需要如何好好的化解?? 151

8 女性應該如何平衡工作與家庭之間的關係? 153

9　現在年輕人很「佛系」,如何更務實一些？　155
10　情緒變得糟糕,高興不起來,這是怎麼了？　157
11　在高度重壓下,如何保持良好的心態？　159
12　越是拼命想讓心靜下來越適得其反,怎麼辦？　162

Chapter 6
飲食內補,是身體健康的一切保障

1　小米和山藥對養胃有什麼樣好處？　168
2　冬季吃蒸梨,能夠達到清咽潤肺的效果嗎？　170
3　聚會時免不了喝酒,喝完後有什麼解酒方法？　171
4　飯後胃難受,有什麼按摩方法可緩解不適？　174
5　吃寒涼或者生冷食物傷害了身體,怎麼補救？　176
6　逢年過節探訪親友,吃太撐腹脹難受,怎麼辦？　178
7　吃白就能補白,吃黑就能補黑嗎？　180
8　肝可解毒,喝酒傷肝,如何讓肝發揮最大作用？　181
9　體寒是因為經常吃冷飲、吹冷氣的緣故嗎？　183
10　喝酒,具有增強血液流通的功效？　187

Chapter 7
科學減肥與調理，變得光彩亮麗

1. 瘦了還想再瘦，減肥會上癮嗎？　190
2. 過度肥胖的人，應該如何有效地減肥？　192
3. 如何透過養好脾胃，達到美容養顏的效果？　195
4. 吃飽睡、睡飽吃、不運動，這種人怎麼減肥？　197
5. 喝水也長肉的人，如何保持好的身材呢？　200
6. 唯獨肚子很大，怎麼讓身材勻稱一些？　201
7. 刮痧讓人包治百病的感覺，真的有如此神奇療效？　203
8. 三高又肥胖者，如何讓自己更加健康？　205
9. 女性如何透過經絡調理自己的身體？　207
10. 按摩經絡的時候，是否男女有別呢？　210
11. 經常生氣而導致生病，應該怎麼調理？　212
12. 如何讓皮膚看起來健康有光澤？　214
13. 女性臉色變黃、粗糙、暗淡無光，怎麼改善？　217

Chapter 8
隨著四季養生,身體整年更健康

1. 「春困」背後是什麼原理呢? 220
2. 春季養生的時候,應該注意哪些問題? 222
3. 炎熱夏季,年輕人應該如何更好地養生? 225
4. 夏季女性養生,需要注意哪些事項呢? 229
5. 秋季養生的關鍵,為什麼是養好肺部? 231
6. 為什麼說秋季養生營養要均衡,水分補充是關鍵? 235
7. 冬季養生講究「冬藏」,「藏」的是什麼? 238
8. 冬季養生是養哪些臟器?如何養效果更佳? 241
9. 每到換季時總是胃痛,怎麼防治好呢? 243
10. 夏季冷、冬季熱,這種體質如何調理比較妥適? 247

Chapter 9
中里巴人的健康新觀點

1. 年輕人流行朋克養生法,這種方法可取嗎? 250
2. 根據水往低處流的原理,那麼腳部是血液最多的地方? 252
3. 損有餘而補不足,這句話是什麼意思? 254
4. 扭動脖子時會喀喀響,這是怎麼回事? 257
5. 總是趴著睡,對身體會不會有害? 258
6. 從多喝熱水到多艾灸,如何發揮艾灸的功效? 259
7. 氣血不足是怎麼回事?氣和血兩者是什麼關係? 261
8. 做手術已經過半個月,可以進行跪膝法嗎? 262
9. 揉或是掐人中,能夠舒緩感冒嗎? 264
10. 哪些穴位不能隨便按摩,否則會出現問題? 265

1 熬夜對身體造成的傷害，應該如何進行補救？

> 現在熬夜的年輕人越來越多，有的是為了工作，但更多人是躺在床上娛樂性地玩手機，大家明明知道這樣對身體不好，但又很難控制自己。熬夜對身體已造成傷害，應該如何進行補救？

我的觀點一直很明確，就是勸大家不要熬夜，儘量多睡覺，尤其是分時辰睡覺，其實對身體是一件非常重要的事情，比如我已經養成睡子午覺的習慣。

子午大概是什麼時間呢？一般以夜間十一點至午夜一點為「子時」，以上午十一點至下午一點為「午時」。我重點說明「子時」休息對身體的好處，按經絡而言，子時是膽經所主，不是腎經。膽是中精之腑，就是你的精氣不足，膽可以為你補充，可見膽的能量其實非常大，所以我們經常聽到一個詞語是「孤膽英雄」，意旨出眾的膽識。夜裡什麼時候養膽最合適呢？養膽在夜間十一點到午夜一點是最佳時間段。如果這個時候睡覺，就可以將精氣補得特別足，而午夜一點

到淩晨三點屬於肝所主，肝補的是血，血對人體非常重要，人血不足，能力與精力自然不足，所以午夜一點到淩晨三點還沒睡，則第二天臉的氣色肯定不好。

如此，有朋友就要問了，如果迫不得已需熬夜，是不是午夜一點之前可以適當犧牲點膽，但一點之後的肝就務必要保一保？如果將午夜一點之前這段時間比作「種子」，午夜一點以後這段時間可以比作「糧食」。我們通常認為自己當下只要有「糧食」吃，就不太擔心「種子」的事，甚至認為「種子」是50歲以後再考慮的事情，年輕人的氣血一般都特別足，偶爾一兩次熬夜，影響也不大，只要能把血補上，「糧食」夠吃了，對身體也不會有太大的損害。

當然，如果能夠把精補上，則效果最佳，因為夜間十一點到午夜一點，是補人體精氣的時候。人體想要能量足夠，必須精氣足，才能精進、精彩。有一個詞語稱「無精打采」，可以看出人如果想有神彩，精氣必須特別足。另外，只要你血足，一般體力工作都是有保障的。雖然年輕人體力壯，但還是希望大家儘量在午夜一點之前睡覺，補好血。

除此之外，血和頭髮有關係。為什麼有些人總是掉頭髮？此乃「髮為血之餘」，血越多，頭髮越茂盛；血少了，甚至血根本不夠用，頭髮沒有血液供應，就會變得越來越稀少，並且沒有光澤。如果你不想掉頭髮，那麼就早點睡覺吧！

2 精神壓力大導致失眠，如何快速入眠？

> 最近我工作量很大，心理壓力更大，晚上經常失眠，請問哪些方法可以幫助我快速入眠，避免受失眠折磨呢？

其實想快速入睡很容易，只要精神集中就可以入睡。如果你躺在床上胡思亂想，肯定睡不著。另外，古語有云：「胃不和則臥不安。」所以晚上想要提高睡眠品質，晚餐儘量少吃點。除了少吃一點之外，也不能吃得太油膩，因為辛辣且油膩的食物，很容易讓人興奮而導致失眠。

可以在睡覺之前做一些讓人內心平靜的事情，比如用溫水泡泡腳，可以聽一聽書評或者輕音樂等。這段時間可以控制在 20 分鐘左右，聽著聽著自然就入睡了。如果你思緒遊蕩、魂不守舍，這樣「神」就會跑出去，自然難以入睡；如果心中驚恐也會睡不著，所以我們在睡前需要把心態調整好。

還有一種快速入眠方法，就是把氣血引到腳上。建議失眠的朋友上床後轉動轉動腳踝。這個轉動沒有固定模式，順

時針轉也行、逆時針轉也行，甚至可以用腳寫字。比如你可以轉動腳踝寫一個「馬」字，字可以正著寫，也可以倒著寫，或者兩隻腳同時寫。這樣做之主要目的是將氣血引到腳上，讓你身心放鬆下來，如此比較容易入睡。

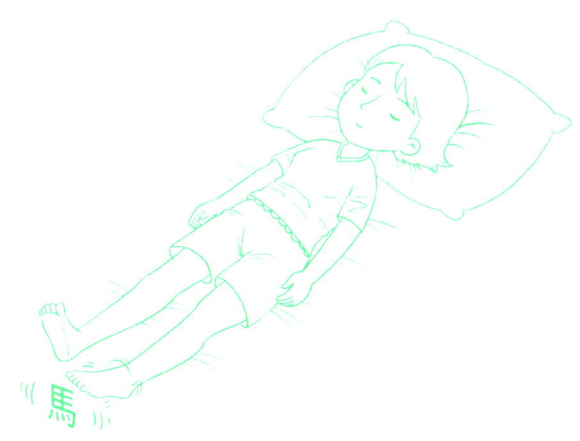

　　如果你失眠嚴重，輾轉反側都睡不著，有可能是白天休息時間太久，壓根就不睏而非失眠，在這種情況下，就沒有必要逼著自己睡覺，否則精神緊張更是難以入眠。此刻，你可以利用這段寶貴的時間做點有意義的事。比如可以做一點白天沒有完成的工作等等。

　　對於我來講，偶爾也有熬夜的時候，甚至忙到凌晨三點才睡覺。有時候覺得既然睡不著又不想浪費寶貴的時光，不如趁著晚上的安靜時光，做點自己覺得有意義的事情，而且

晚上靈感也挺多的，不如利用這段時間在燈光下寫點東西、看看書，或者聽聽舒緩的音樂，這些都是很令人愉悅的事情，而且有助於促進睏意來襲，也能提高睡眠品質。

有些人睡不著，覺得是自己不夠累，於是在房間做劇烈的身體鍛鍊，試圖讓自己很累，想以此達到快速入眠的狀態。我不建議如此做，因為這樣只會導致身體機能和神經都更興奮，更加難以入睡，所以睡前千萬別做劇烈運動。

年輕人不僅處於身體成長的階段，而且腦力工作往往也比較繁重，更應該注重睡眠，讓身心得到全面的放鬆為佳。

3 熬夜臉上就長痘痘，這是怎麼回事？

> 我由於工作需要而經常熬夜，熬夜之後的臉上就會長痘痘，這讓我苦惱到都不好意思出門上班。請問熬夜之後，為什麼會長痘痘呢？

我們人體的各項機能在夜晚會降低，相當於處在一種排毒狀態。從中醫角度出發，排毒是將身體內有毒、有害物質排出體外。其實，一部分毒素及有害物質就藏在人體脂肪內，需要不斷地採取一些方式，比如運動鍛鍊等，讓毒素透過汗液等形式分解而排出體外。如果有害物質無法正常且充分地分解，就會透過皮膚變成痰濁排泄出來。

如果作息正常，身體機能處於正常排毒狀態，就不會出現痰濁，皮膚也不會出現痘痘；如果經常熬夜，打亂正常人體排毒狀態，脂肪中的有害物質難以分解，便以痰濁的形式透過皮膚排出，如此皮膚自然就會長痘痘。

如果能夠早點睡覺，身體正常排毒就不會出現痰濁，皮膚自然不會出現痘痘。如果不能早點睡覺，晚上就儘量少吃

東西或不吃東西，尤其是那些油膩的食物應避免。如果晚上不睡覺，覺得餓就起來吃燒烤、喝啤酒，這樣很容易進入一種惡性循環的狀態，不僅容易長胖，還容易長痘痘。需要特別注意的是飲料、冰鎮食物、甜食等，都是引發痘痘的罪魁禍首。

其實，你想減肥也好，不想長痘痘也好，首先需有修正的意識，然後透過自律控制自己。當然，完全改變一種生活習慣很難，因為每個人的喜好不同，兩三天的自律或許有人可以做到，而長期的自律許多人難以做到。有人在遭受生病折磨之後吸取教訓可以做到，但人在沒生病或者身體沒有遭受疼痛的時候，要做到長期的自律還是比較難。

針對熬夜長痘痘，最好的補救方法就是早點睡覺。如果身體脂肪裡的有害物質被正常分解掉，而且能維持充足的睡眠，痘痘自然不會長在你的臉上。

如果在飲食過程中吃油膩的食物，可以適當吃一些蘿蔔，它不僅可以幫助人體清除毒素，還可以避免長痘痘。

✦ 不熬夜也出現黑眼圈，為什麼會這樣？

打開經絡圖，我們可以看到黑眼圈的部位正好通向胃經，這裡有一個「四白穴」。一旦發現自己有黑眼圈，可以揉一揉四白穴，但是光揉這個穴位不行，還要推推胃經，因為氣血是從胃引下來的，只有把胃調理好，濁氣散掉，黑眼圈的問題才能從根本上解決。

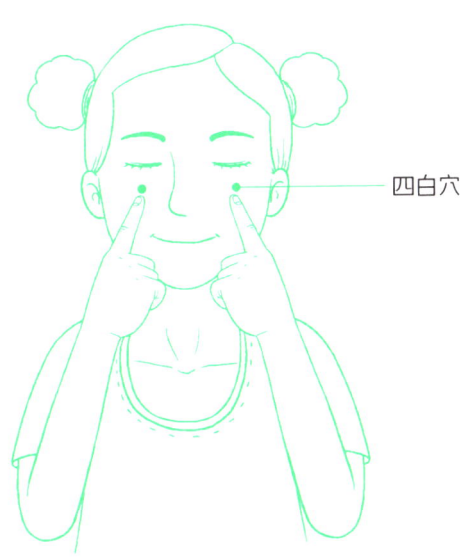

四白穴

4　熬夜感到心慌心悸，這是要掛掉的徵兆嗎？

> 我平時愛滑手機，很多時候一不留神就看抖音到半夜一兩點，之前覺得沒問題，最近卻突然感到心慌心悸，有種隨時要掛掉的感覺，這是怎麼回事呢？

人體所有的機能都和心、腎有關，這是根本。如果心像汽車中的發動機，則腎就相當於油箱，只有儲存足夠的油，汽車才能跑得遠。腎不好就好比油箱漏油，如此汽車怎麼會跑得遠？這樣的人如何健康長壽呢？

汽車若是發動機有問題，就無法啟動；人的心臟出現問題，人就像一台發動不起來的汽車。所以人體想要保持良好的狀態，「發動機」必須是好的、「油箱」也得是滿的。心和腎是密不可分，心是「藏神」、腎是「藏精」。如果你不好好睡覺導致腎精不足，人就無神，心就容易慌。

精和神是相通，有精才能有神，神是人的光彩，沒神就無精打采。如果熬夜之後，你覺得心慌心悸，就說明你應該睡覺了。

任何時候都要謹記,生命健康是人生最重要的,事業和娛樂都在其次,不能捨本逐末、本末倒置。立住生命之本,其他的順其自然。

5　為什麼熬夜很容易導致猝死？

> 有些行業工作量很大，特別是金融、資訊科技等行業，熬夜加班已是司空見慣的事。新聞報導上也偶有熬夜加班導致人猝死的案例。為什麼熬夜容易導致人猝死呢？我們應該如何預防？

心臟是人的半條命，無論什麼時候都得小心養護。當你心靜的時候就是在養心臟；當你心亂的時候就是在耗心臟。夜裡睡不著覺，心就容易亂，本來白天工作壓力大，心就容易亂，晚上還接著亂，心臟沒有一個休養的機會，再加上缺少健康意識，自然容易出現問題。在快節奏的現代社會，工作壓力大、心臟休養機會少的情況下，如何找到合適保養心臟的方法來修復自己的心臟呢？

八段錦對修復心臟特別有好處，尤其是第一招「雙手托天理三焦」。為什麼說這招對修復心臟特別好呢？我們心臟的負擔來自生活的壓力，壓力實際上就是一些不良情緒。我們經常在電影電視劇中看到，不管這人生氣、憂傷，還是著

急，最後都忍不住搗一下胸口。其實，就是各種不同的情緒衝擊到心臟，傷害到心臟。「雙手托天理三焦」能夠把衝擊心臟的這些不良情緒化解掉，其中的關鍵即在「三焦」。「理三焦」就是調理三焦，三焦的主要功能是通調人體一身之氣，所以三焦經是主氣所生之病。

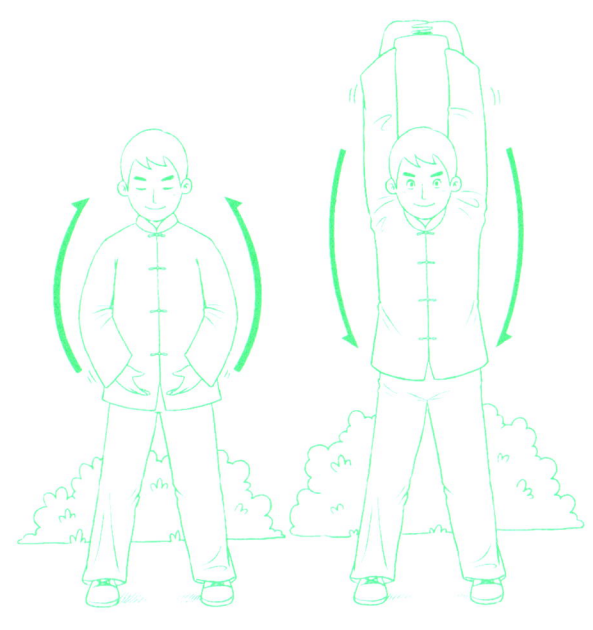

「三焦」實際上是一個空間，分為上焦、中焦、下焦。它涵蓋人體的各個部位，就像人體的總管家。具體來說，三焦是管氣的。如果你氣不順，它就幫你調順了。俗話說「百病從氣生」，很多病都是由長期生氣、抑鬱造成的。有句話是

「氣從以順,各從其欲,皆得所願」。你氣不順,你的願望就實現不了,心情不好,病就容易出來。所以把氣調順了,人也變得輕鬆。

說到這裡,有人可能會問:「經常看到晨練的老先生、老太太打八段錦,它適合年輕人嗎?」當然適合,年輕人若是經常打八段錦,既不容易生病,也能預防衰老。

✦ 八段錦是什麼?

八段錦是中國古代發明的健身方法之一,由八種肢體動作組成,內容包括肢體運動和氣息調理。有些人認為八段錦是氣功的一種,也變成中國武術的一種。八段錦一般認為有兩層意思,一是集錦多種練習方法的功法,二是源自名為「八段錦」的織錦,表示練習時動作連綿。

6 熬夜後心臟很不舒服，如何找到最佳調節方法？

> 之前看過您的書，裡面講到熬夜之後如果心臟很不舒服，可以按摩勞宮穴進行緩解。除此之外，如何找到更多且更好的調節方法呢？

長期熬夜的確會為心臟造成很大的壓力，但我們找對穴位進行按摩，對緩解心臟壓力還是很有效果。人體的穴位都長在經絡上，就和一個果子長在一根藤上一樣。有一個詞稱「離穴不離經」，意思即是只要找到藤，順藤摸瓜，很快就會找到穴位。

有人說勞宮穴一揉很舒服，勞宮穴分內勞宮穴、外勞宮穴，但我們通常說的勞宮穴指內勞宮穴。也有人說勞宮穴揉了，也沒什麼太大感覺，還有人說除了勞宮穴之外，還得多備幾個穴位，這樣有一種心理安慰，覺得自己精神更充沛一些。其實，最方便鍛鍊的是二頭肌，就是胳膊上比較粗壯的地方。比如舉啞鈴、舉重的時候，都會用到二頭肌。

二頭肌是心包經所在的位置，如果心臟不舒服，會在這

塊形成阻滯點，而且還很疼。之所以疼，就是不通，想要讓它通暢，就得用拳頭敲。在敲擊的時候，肌肉需要放鬆，不能繃得太緊。敲一敲就很容易找到痛點，把這些痛點敲碎、揉開，就不再痛。有時候敲幾下、揉幾下，發現會有一些瘀青，其實瘀青就是瘀血，你一敲再一揉，瘀血就散了。瘀血慢慢散完以後，你就會覺得心臟比原來通暢多，也舒服多了。

　　這是一個特別簡單的方法，我們隨時隨地都可以敲，想起來就敲，而且你會慢慢發現，即使沒練啞鈴，二頭肌也變得粗壯，因為這裡血多了自然就粗壯。所以肌肉可以練出來，也可以養出來。練好的肌肉，當你不練時，肌肉就會變小。養的肌肉是自己慢慢長起來，更穩固也更自然。

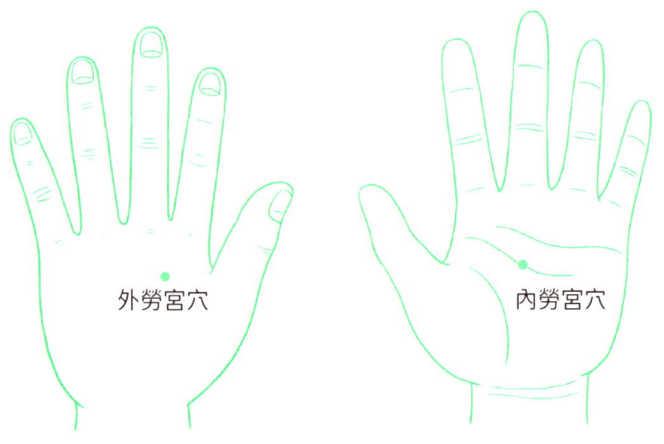

人體的穴位太多了，如何準確找到穴位呢？其實可以先把問題解決，然後再找背後的原因。比如我們都體會到手機帶來的便利性，但我們沒有必要非得搞清楚 5G 的工作原理是什麼，我們只需要運用它為我們帶來的便利即可；穴位也是這樣，只要我們找對它，按摩它，能夠讓我們的身體舒服即可。

因為有時候你就算把穴位都背會，但是不知道怎麼用，基本上等於白白掌握這些知識。反過來說，你雖然不知道穴位是什麼，但是身體某個位置確實有問題，你可以去查這個穴位，當你把這個位置的穴位找到，也揉通了，此刻這個穴位就真正變成你的東西，以後再有問題，你就可以熟練地運用它。即使不知道或者不清楚原理也沒關係，只要經常實踐和練習，一樣可以收穫好的結果。

比如一位不識字的老太太，她不懂什麼穴位，但是她覺得身體哪裡不舒服，就敲一敲、揉一揉，然後身體就舒服了。下次她再遇到身體同樣位置不舒服，老太太就知道敲打這個穴位可以緩解不適。這就是找到自己的穴位，相當於她找到一個屬於自己的隨身藥囊。

當然，這當中最關鍵的一點，是你得相信按摩這個穴位真的達到作用，然後願意去實踐它。

7　面臨必須熬夜，如何做對身體的損害最小？

> 節日假日期間大家很自然地會有一些娛樂活動，或是其他應酬，難免會熬夜。如何做才能把熬夜對身體的損害降到最小呢？

熬夜損傷的首先是睡眠，就像我們餓了會吃東西一樣，睡眠不足就趕緊找機會補眠。雖然晚上的睡眠品質相對高一點，但是缺乏睡眠之後，適時睡覺補眠也非常重要。善於補眠的人，依然可以把精氣神和氣血補回來，只是需要用雙倍的時間才能把夜裡失去的睡眠補回來。比如夜裡缺乏深度睡眠兩個小時，白天需用四個小時的睡眠才能補回來，這實際上有點得不償失。當然，每個人的情況不一樣，有人就是夜裡有靈感、思路更清晰、工作效率更高。像這種情況，晚上熬夜一會兒、白天再補救一下，也未嘗不可。

因此，不須用絕對的時間概念來衡量熬夜值不值得，每個人的人生都是豐富多彩，每個人的價值觀也有所不同，只要「各從其欲，皆得所願」即可。

8　我就是睡不著，怎麼做能有效幫助入眠？

感覺一切都正常，但就是晚上莫名其妙睡不著，怎麼做才能有效幫助入眠？

失眠是許多人經歷過的事，如果只是偶爾出現這種狀況，不必過度緊張。若是天天如此或是經常如此，肯定會為我們的身體健康帶來不良的影響，有沒有方法可以幫助自己進入睡眠狀態呢？

首先，需要看我們是因為吃得太飽，腸胃撐得消化不良而失眠，還是勞累過度導致身體失調而失眠。如果能在不影響工作、學習、娛樂的情況下，把睡眠問題解決，自然是皆大歡喜。

有一個方法大家不妨試一試，即是「靜心」。有些人的工作是需要在手機上進行，即使躺在床上，心也很難靜下來。這時候可以跪坐著看手機，跪坐對古人來說稀鬆平常，就是往地上一跪，坐在腳後跟上，前面放一個矮桌，不耽誤喝茶喝酒。有些人擔心跪坐會把膝蓋跪壞，其實跪坐的時候，跪

的是迎面骨,並不會傷害到膝蓋,而且跪膝的時候,氣血下行,可以把浮在頭上的一些熱氣、火氣引下來,相當於引氣歸元,這樣你晚上睡覺時,就能睡得特別安穩。頭熱腳涼的人是很難睡踏實,人只有腳暖才能睡好。當然,也有人將跪坐法稱為跪膝法。

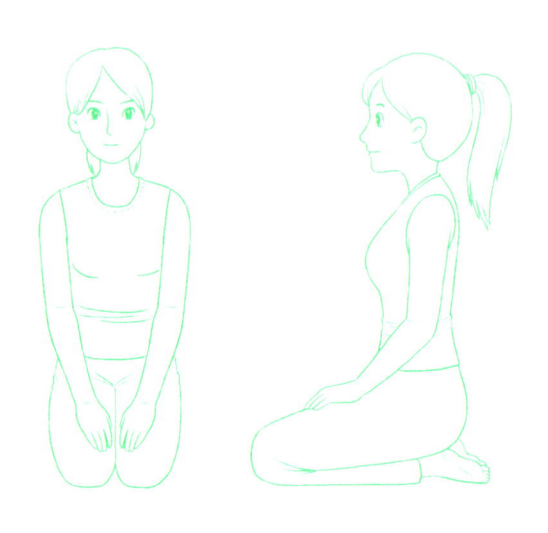

　　同樣是看電視、玩手機,為什麼不選擇一個既可以消磨時間,又有助於身體健康的做法呢?這樣日積月累地堅持下來,不僅可以防止掉髮、改善視力,還有助於睡眠,何樂而不為呢?

　　任何事都有兩面,沒有絕對的好與壞,比如我們做足療的時候,腳心被按摩得很痛,但是通身也舒暢。美好的事情

若是做得心不甘情不願，不如不做罷了。古人云：「形勞而不倦。」若是為了娛樂而以犧牲身體健康為代價，未免得不償失。所以應該休息的時候還是儘量早點休息，否則等到身體虧空到不可收拾的時候，再想盡方法補救，不僅要付出巨大代價，而且效果也難以保障。

9 熬夜容易讓雙眼昏花，如何調整較妥適？

> 我的工作性質一定要熬夜，熬夜不可怕，可怕的是熬夜的時候突然眼前花了，而且還是兩種花：一種是忽閃忽閃的眼花、一種像是眼睛裡有三分之一或是一半的地方，被一個灰色的天幕擋住。可把我嚇壞了，不過幾分鐘之後，又慢慢好了。而且這種情況出現許多次，聽別人說這種情況是因為肝傷得太厲害，真的是這樣嗎？

眼睛看某一種東西看久了，很容易出現酸澀的情況，這是眼睛缺血的症狀。如果你當下把眼睛閉上，揉一揉肝經的穴位，一會兒眼睛又亮了，說明還沒到最壞的狀態，還能補回來。《素問‧上古天真論》有言：「七八，肝氣衰，筋不能動。」意思是說，人在五十六歲這個年齡，肝氣衰退對身體是最明顯的一個影響，就是筋的活動能力下降了。所以許多人到這個年紀，手不靈活、腳步不穩、眼睛也花，都是因為肝出現問題。肝好眼睛就亮，肝一缺血眼睛立刻就昏花。

《黃帝內經》中提到：「肝受血而能視。」即是肝血足，就能夠看得特別清楚。

因此，想要把肝養好，首先必須知道它和誰相通，誰能幫助修復它。說到這兒，自然得提到膀胱經，這是治肝生病的主要部位。也就是說，當這個位置有損傷時，趕緊修復它以提供能量。

俗話說：「病樹前頭萬木春。」在一年四季的養生中，肝對應的正是春天，春天是一個萬物復甦的季節，也是一個喚醒身體重生的季節。所以，如果一個人想養生，想修復自己的身體，不妨從春天開始吧！

✦ 身體很健康，但口腔和舌頭長泡，怎麼辦？

身體的任何表徵，可能與五臟六腑都有關係。不管是肝、心火的問題，還是脾的問題，都有可能引起口腔長泡。《黃帝內經》有云：「無問其病，以平為期。」也就是說，不管是什麼病，都講求一個平和。所有的疾病和不適，都是氣血不平和的表現。有人吃燒烤得口瘡（口腔黏膜上出現的潰瘍），有人熬夜得口瘡，有人上火得口瘡。所以我們要辯證來看問題，知道問題出在哪兒，及時改正，就是最好的解決方法。

10 晚上熬夜、白天補眠，還會對身體造成傷害嗎？

> 我經常上夜班，一般是晚上八點鐘上班、凌晨四點鐘下班，然後整個白天都在休息。這樣的生活方式會對身體造成傷害嗎？

人生在世，生存是第一位。碰到需要上夜班的情況，首先從精神上放下負擔，夜裡沒睡沒關係，白天補好覺，可以將熬夜對身體的損害降到最小。需要注意的是，補眠的時候不要抱著緊張的心態去補，即是強迫自己下班之後立刻睡覺，或是一定要補滿幾個小時，這種方法並不可取。人體有自己的代償能力，如果你夜裡沒睡好，白天的時候，身體自然會告訴你那段時間疲倦，提醒你應該休息了，這時候就可以好好睡一覺。

如果你明明不睏，非要按時按點地躺到床上睡覺，反而容易適得其反，更睡不著。越是睡不著，越容易心急，越耗氣血，其實大可不必。睡不著的時候，可以調理一下身體的其他機能，比如按摩肚子。你要知道，著急、焦慮、緊張等情

緒，對人體的傷害性極大。古語有云：「既來之，則安之。」坦然接受當下的狀態，非常重要。

　　所以，如果我們熬夜了，白天儘量補眠，這樣身體各種機能都可得到修復，第二天依然元氣滿滿。相反，如果不補眠，從外表上來看，黑眼圈、眼袋、精神不振等症狀都是可以看到的狀態，表面深處就是新陳代謝紊亂，身體機能正常功能被打亂，時間久了，整個身體就可能垮掉，得不償失啊！

11 半夜醒來，是否意謂身體某個部位已出現問題？

> 睡到半夜醒來，之後就難以入睡。根據不同時段對應不同的臟腑，半夜醒來是否說明自己相對應的臟腑已經出現問題？

《黃帝內經》有云：「臥，則血歸於肝。」意思即人體在躺臥時，血液較多地流向肝臟。白天血液都在四肢流動，到晚上應該回來了，所以睡眠好不好，歸結到根本上，依然要看能不能歸血、血液能不能歸肝。肝為魂之腑，魂不守舍，一會兒睡一會兒醒，說明肝的存血能力出現問題，所以需要養肝。

養肝就是給肝空間，比如你總是生氣，就會有許多濁氣藏在肝裡，這樣肝的空間就小了，血就進不去，自然也睡不好覺。另外，肝也主謀略，想得太多，氣化不開，血液不能安安靜靜地「藏」起來，也會睡得不踏實。所以，很多時間到就醒的人，大部分是肝空間不足。

當然，讓肝的空間變大，可以從內因和外因兩方面入

手。內因具體到穴位上,就是多揉太衝穴,太衝穴在大腳趾和二腳趾趾縫下兩寸(大概兩個大拇指並在一起的寬度)的位置。衝是空的意思,太衝就是太空,空間非常大。所以想要養肝,就要把這個空間打開,肝的空間大了,血就能「藏」進去,濁氣被排出,人也就睡得踏實。

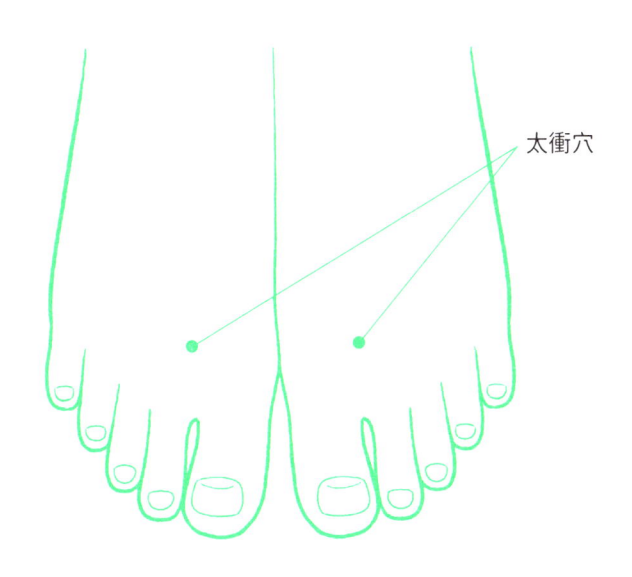

太衝穴

外因是凡事看淡些,想開點。《金剛經》裡有一句話:「應無所住,而生其心。」意思是物來則應,物去不留。排除憂慮最好的方法,就是不去想或是盡力解決它。但我們通常是不想方法解決,只是擔心、只是憂慮,結果就是困惑於憂慮當中而沉浸不出。這樣做的結果就是越來越憂慮、思想

越來越混亂,怎麼可能睡得安穩呢?

　　實在睡不著,不妨起來看看書,讓自己靜下來,或是把自己憂慮的問題寫在一張空白的紙上,整理一下思路,當你豁然開朗、心中踏實,睡意自然就來了。

12 晚上多夢睡不好，導致早上起不來，應該如何調理？

> 凌晨兩三點總是從夢中驚醒，之後感覺特別有精神，沒有一點點想入睡的感覺，可是到了早晨七八點上班的時候，又睏得要命，這種情況如何調理較妥適呢？

晚上總是多夢睡不好，早上無精打采，這樣的情況偶爾發生則無關緊要，經常發生就會形成一種慣性，而且病會走熟路。隨著身體逐漸衰老，氣血越來越不足，就更無法控制自己形成的這種慣性，只會變本加厲，失眠越來越厲害。

實際上，這個問題是非常普遍的現象。現在失眠越來越年輕化，過去五六十歲的人才會夜裡睡不著覺，現在二三十歲的年輕人就夜裡睡不著覺，而且想睡也睡不著。如果經常出現這種情況，就會導致焦慮，因為第二天還得上班，上班若是無精打采，許多工作就無法完成，易形成雙重壓力，也就更睡不著。

淩晨兩三點的時候，按照中醫的說法，應該是肝主導，本來人的氣血是夜臥則血歸於肝，就是當睡覺的時候，血都流向肝存著。肝就像一個大血庫，經過肝的排毒、解毒，睡覺時血液就被清潔。第二天早上，新的血液生出來，整個人就煥發特別有活力，即稱為肝藏血。這時候睡不著覺，肝的工作效率自然很低，血液就不能從污濁變成清潔，再加上好多濁氣在裡面，肝沒有足夠的空間藏血。

　　濁氣說起來比較抽象，具體說明就是不良情緒，比如怨氣、怒氣，反正是沒解開的氣、沒有放下來的氣，這時候氣在那頂著，心裡有點怒、有點怨、有點煩惱，這些東西聚集在一起就睡不著覺，當氣往外走，新鮮血液想進來，兩者互相頂上了。所以肝就不能踏實讓血藏起來，只能一邊工作一邊藏一點，如此導致肝在很低的效率下發揮自己的功能，勉強完成自己的轉換工作。本來充足的睡眠，可以把這些血全部藏起來，而處於失眠狀態只能藏一點血，結果導致第二天沒有充足的新鮮血液供應，而且血液沒有經過過濾，還是原來那些污濁的血、原來那些怒氣，第二天早上起床，肯定呈現昏沉狀態。

　　早上起床，比如八九點鐘，肝不管藏血這事了，它隨便提供一點血，讓你免強使用。七點到九點，由胃所主；九點到十一點，由脾主導。這時候一般人早上起床再吃點早餐，夜

裡沒睡好，血液供應不足，沒那麼多氣血來消化這些食物，這些食物就變成不營養。因為你吃的這些食物需要先由血液把它們消化，然後變成營養。不是說你吃一個麵包，它就直接變成血和營養，你需要先喚出一點血來把它消化。

本來夜裡沒養好，血就不夠，然後一大早就把這些鮮血先擱在腸胃上，大腦是不是更缺血呢？本身血就這麼多，這時候你還著急慌忙上班，血還得分配到腿上，還得走路，胳膊上再提點東西，血就更不夠了，這時候大腦就更昏沉。而且血本來可以往下到腳上，這時候也只能到膝蓋，所以走路也更沉重。

肚子裡沒血，你覺得早餐沒消化而堵在胃裡，這時候就更缺血，而且只要肚子一堵，腦子就昏沉，還伴隨一點點噁心。因為油膩的東西必須靠大量的血液才能消化，然後污濁的東西會透過尿排出去。如果血液本身就不夠，這些污濁的東西未完全消化，一半會變成贅肉、一半變成痰濁。你稍微吃點肉食容易生痰，就是因為沒有充足的血液來消化它，這就是產生連鎖反應。

節日和週末假期的真正目的是什麼呢？就是讓大家好好休息。平常忙於工作，沒有時間或是沒有機會休息，休息日或是過節日的時候就別安排事情，趕緊把身體重新調整一下，養養氣血，在肝裡多儲存點，有一個好的起點。如果一

到休息日就大吃大喝、熬夜、跑出去玩，按照這個慣性一直走下去，氣血就越來越少，生出的痰濁、濕濁就越來越多，而且隨著年齡逐漸衰老，精神壓力更大，就會百病叢生。

早上飲食宜清淡，儘量不要吃油膩的食物，應該細嚼慢嚥、少吃一點。有些人邊走路邊吃早餐，匆匆忙忙。吃東西的時候，血應該在胃裡，這時候匆忙地走，血就跑到四肢，再想點問題，血就跑到大腦。而且在這個過程中，許多人未好好吃早餐，就是嘴咀嚼著，一邊想事一邊走路，都不知道吃了什麼，吃了多少，就是慣性地吃。這些都是在白白損耗氣血，如果總是如此惡性循環，人的身體會越來越弱，而且都不知道怎麼弱的。

有人常常說自己要減肥，但邊走邊吃早餐這個小習慣就能讓你增肥，因為氣血不足，把吃的東西加工到一半的時候，沒有血了，食物堆在那兒就變成贅肉，所以肥胖的人不結實，只是肌肉很鬆、體積大。有些人減肥總是不吃飯或是吃得非常少，這樣只是把肌肉減了，實際上體內的垃圾根本沒減掉。

失眠多夢，醒來總會知道吃飯、睡覺等，這些事情實際上是一體的，你想要減肥得先睡好覺，想要睡好覺就別耗費太多，週末放兩天假，先補補眠。吃飯的時候記住細嚼慢嚥，好好品味，食物才能真正被人體消化吸收。

1 年輕人「禿如其來」，怎麼拯救自己的髮型？

> 本來禿頂常見於上年紀的人，可是現在越來越多的年輕人出現禿頂現象。有人說是遺傳因素；有人說是生活習慣的問題；有人說是工作壓力的原因；有人說是環境污染造成的。我們如何從養生的角度看待掉髮和生活習慣之間的關係呢？

以前說到掉髮，許多人可能會說：「隨著身體的衰老，掉髮在所難免。」但是現在許多年輕人也深受掉髮的困擾。有人為了學習和工作，經常熬夜，再加上壓力很大，自然容易掉髮。去除遺傳因素，頭髮的滋養主要靠腎，想要頭髮好，就要把腎養好。《黃帝內經》特別強調：「腎者，主蟄，封藏之本，精之處也，其華在髮。」意思是說，腎精充足，頭髮就會比較潤澤、黑亮，不容易掉髮。

我們如何把腎養好呢？血是「糧食」，腎是「種子」；血是脾生出來的，腎出來的是精。脾為倉廩之官，腎為封藏之本。我們的脾胃透過接收食物而補養起來，形成後天的氣

血,隨用隨補。只有將食物消化吸收後變成血,才能成為供給身體的營養物質。想要完成這些,需要兩個條件,一是食物必須經由腸道的聯合運作,二是夜間的良好睡眠。

午夜一點到三點為肝所主,肝藏血,它能把營養物質轉化成血儲藏起來。如果這時候不睡覺,大腦仍處於興奮狀態,肝就無法完成它的儲血工作。吃進肚子的食物沒有變成血,而是變成贅肉、雜質,第二天就容易生痰、掉頭髮,或是出現黑眼圈,這就是損耗精血的表現。

至於吃什麼東西能補血,需要根據個人體質來談。比如有人吃完黑芝麻很舒服,有人吃了卻覺得特別膩,如果你吃完黑芝麻以後,很快能消化吸收,說明它適合你,就能補你的氣血。所以吃好東西重要,吃對東西更重要。

「腎為封藏之本」,就是說一個人生下來的時候,腎氣就在骨髓、腦髓裡封存著,儘量別調用它。老年人為什麼容易出現骨質疏鬆,就是裡面的髓空了,動用到老本。

《黃帝內經》曰:「天食人以五氣,地食人以五味。」五氣由鼻吸入後儲藏於心肺,其氣上升,使臉部五色明潤、聲音洪亮。五味入於口裡,儲藏於腸胃,經消化吸收,五味精微內注五臟以養五臟之氣,臟氣和諧而保有生化機能,津液隨之生成,神氣也就在此基礎上自然產生。

除了將食物轉化成氣血,還要睡好覺。為什麼強調早

睡、睡好？我們平常的呼吸都是胸式呼吸，但是睡眠的時候是腹式呼吸。腹式呼吸一次獲得的氧等於胸式呼吸三次獲得的氧。如果你已經意識到這一點，平常沒事的時候就可以多練一下深呼吸。做深呼吸的時候，一要慢，二是最好閉眼、慢吸慢呼。

世界養生方法各有不同，每個人的生活習慣也不盡相同。想要髮質好、髮量多、不掉髮，可以從上面說的方法試一試。

✦ 用後背撞樹的健身方法，可以學習嗎？

用後背撞樹或撞牆，可以激發後背的督脈、膀胱經。用身體撞樹的人，肯定內心對健康的生活懷著某種美好的期待，他們不一定知道其中的原理，只覺得撞了之後渾身有勁，也舒坦了。

督脈管一身的陽氣，激發陽氣自然覺得舒服，但如果為撞而撞，覺得大家都說好而勉強自己去撞，就是過猶不及。不管是用後背撞樹還是撞牆，安全第一，適度就好。

2 工作時頭昏、頭痛，如何按摩有效果？

> 我們工作的時候，尤其面對強度大的工作時，腦袋總是昏沉不清楚，甚至出現疼痛，按摩頭部哪些穴位能夠讓人腦袋清醒且不痛呢？

頭蒙、頭痛的原因很多，有人感冒會頭痛，有人勞累會頭痛，有人著急上火也會頭痛。甚至有人僅僅是看到不順眼的人，或是聽到不順耳的話也會頭痛。頭痛作為一個普遍現象，究其原因就是氣滯。《黃帝內經》提到：「氣行則血行，氣滯則血瘀。」意思是體內的氣暢通無阻，血液也就能毫無阻礙地流動。如果體內的氣無法正常流動，停滯了，血液就會淤積，無法運行全身。一有「瘀」就會痛，除了痛，還有疼。「疼」裡面有個「冬」，意味著「疼」多發生在寒冷的冬季，也就是說「疼」通常是外來的寒氣所致，而「痛」是內裡氣滯血瘀所造成。

想要根除頭痛並不容易，但我們可以用簡單的方法把疼痛感降低。比如受寒了，就趕緊洗個熱水澡，沖沖頭部、肩

膀、後頸，把寒氣散出來，頭部的不適自然能緩解。如果是生氣所造成的頭痛，最簡單的方法就是按摩太陽穴。除此之外，還可以按摩風池穴，在脖頸兩側各有一個窩，這個凹陷處就可以找到風池穴，可以多揉一揉。不必擔心找不對，只要知道大致的位置，手一按，那塊不舒服自然就找到了。

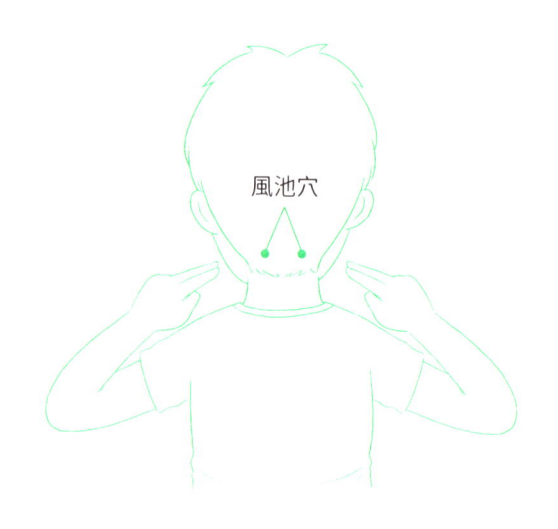

風池穴

另外，除了穴位按摩緩解頭痛外，還可以透過「梳頭」緩解頭痛。這裡說的梳頭，不必拿梳子，而是用手指肚順著頭髮從前到後慢慢梳理，通常只需梳理兩三分鐘，頭痛就可緩解。這個方法最好由自己信任又有耐心的人來執行，因為對方溫柔的手指梳理，可以消除自己內心的焦慮。心結打開了，頭痛自然就得到緩解。

3 閉目很容易，如何達到閉目養神的效果？

大家都知道「閉目養神」這個詞，閉目很容易做到，但是在閉目之後，如何達到養神的效果呢？

有人睜開眼睛看外面世界吵雜，閉上眼睛心中更亂，而且不知道閉上眼睛以後，把心安放在何處才能獲得安寧。古人對此有好多方法，其中一個是意守丹田。丹田有上中下之分，一個是祖竅穴，在兩眉之間；一個是膻中穴；還有一個是關元穴，在肚臍眼下三寸。之所以說守住這些地方，是因為這些地方比較容易聚氣，可謂氣之源。

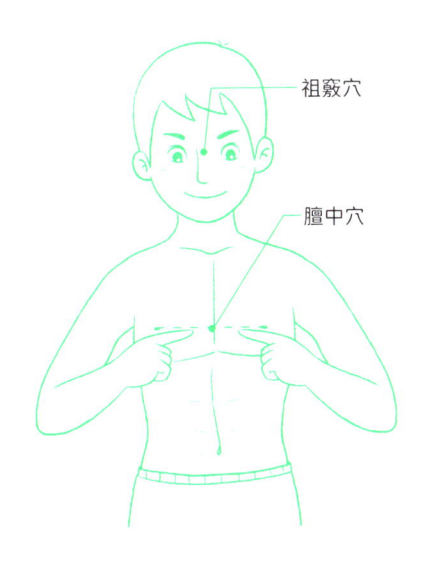

祖竅穴

膻中穴

肚臍

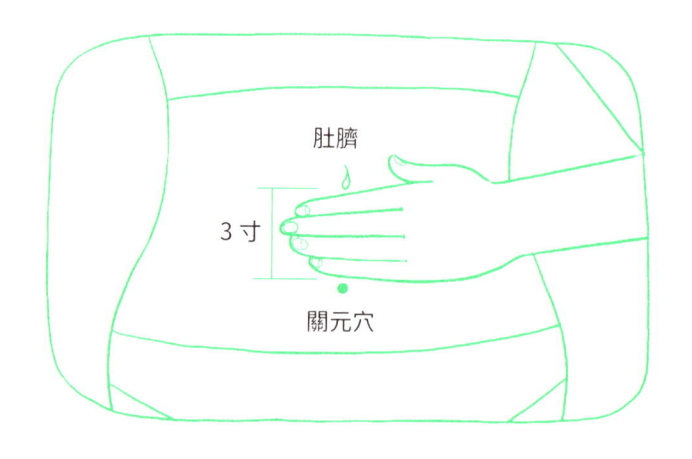

3寸

關元穴

　　《道德經》言：「道之為物，惟恍惟惚。」這就是讓人守祖竅。守祖竅主要就是「孔德之容，惟道是從。」意即我們必須超越現有的思維能量，才能獲得真正的大能量，就好像身體生病，用自己現有的能量修復不了，必須得用比它高一點的能量級來修復它，才能復原。所以閉目養神，就是讓你的能量級得到提升。

　　閉目的時候想要安神，就把心態放在呼吸的感覺上，慢慢地吸氣，再慢慢地呼氣。這個動作不能太用力，越用力越滯塞，越不容易吸進去。所以做這個動作的時候，一定要心情愉悅、放平心態。一呼一吸，實乃人生之道。學會閉目養神，一種美好的感覺就會油然而生。

4 緩解偏頭痛，可以按摩哪些經絡和穴位？

> 我經常偏頭痛，受不了這種折磨，也吃了不少藥物，但是效果甚微。請問偏頭痛可以按摩哪些經絡和穴位得到緩解呢？

偏頭痛由膽經和三焦經所主，背後的原因之一還是和氣鬱有關，就是有不平、鬱結之氣，所以需要疏散膽經和三焦經。最好先疏散三焦經，因為三焦經治氣所生病，它是沿著耳朵後面轉一圈，從肩膀下來到胳膊肘後邊這一塊。

三焦經被堵著的人經常氣鬱，心自然不痛快。怎麼用簡單的方法疏通一下呢？一是拿手指腹順著耳朵邊一周捋一捋，找到最痛的點，耳垂後邊有一個穴位稱為翳風穴，要點一點。還有兩個穴位特別重要，就是胳膊肘後邊的天井穴，再往上面一點的清冷淵穴，按摩這兩個穴位，可以讓人心裡變得舒適愉悅。

有些地方會有一口天井，當心情不好的時候，從天井向上一望，可以看到星空，就覺得心裡特別敞亮。偶爾一輪明

月照到天井上，心裡也覺得很舒坦。我們身體的天井穴也有這種效果，頭痛時，用拳頭敲一敲天井穴，就覺得舒服不少，如果在敲擊的時候感覺特別痛，就揉揉再敲敲，就會散氣，心情也變好，頭也不痛了。

晚上十點左右，如果頭痛得厲害，難以入睡、心情煩躁，可以按一按清冷淵穴。天井穴上面有個清冷淵穴，一聽這個名字就很清涼，按摩這個穴位能夠讓你很快冷靜下來，心情也舒暢不少，甚至有一種在清涼的水池邊納涼的感覺，可見這個穴位名副其實。

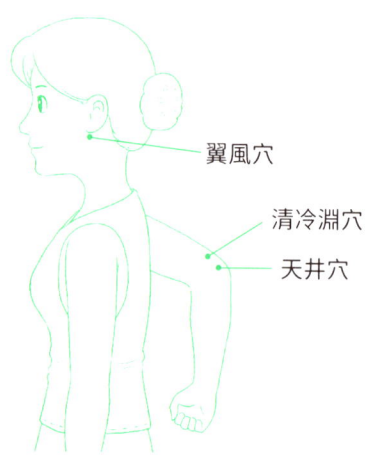

翼風穴
清冷淵穴
天井穴

用拳頭敲天井穴，再敲敲清冷淵穴，反正都在胳膊上，沒有什麼找不對的，不用拿尺量這些穴位，這些穴位你一敲就有感覺。這些穴位正需要你去調理它們，所以不會隱藏在深處，你只要一敲打，它們會迫不及待地應和你。

5 早晨梳頭時經常頭暈，這是怎麼回事？

> 我有一頭烏黑亮麗的頭髮，每天早晨都想梳理得整整齊齊，可是我在梳頭的時候，總是感覺頭暈，這是怎麼回事？是我氣血不足導致的嗎？

梳頭可以幫助我們把血液調到頭上，前面我們說過，那裡有血液、那裡就是氣血旺盛的地方，那裡就健康。但身體的血液總量就這麼多，肝不藏血，你硬是調肝血，調到頭上來，為其他臟腑供應的血少了，就會導致頭暈。

說到自己的身體，大家關注局部的時候比較多，比如想要頭髮好就想臉好，但是你得考慮到局部好的前提條件是整體得足，整體足你才能有東西可調。比如說頭髮，「精生氣，氣生血，髮為血之餘。」血氣足了，頭髮自然好，但是血氣不足，你硬往頭上調，也是調不過來。而且調完以後，其他臟腑就會虧血，可能造成頭暈或是身體的某些地方不舒服。

如果梳頭都能感覺到頭暈，一種情況是氣血確實不足；另一種情況是梳頭以後，氣血上來了，但是體內濁氣比較

多，所以造成頭暈。第二種情況的暈，會讓人感覺到悶脹，就是把濁氣梳上來了。這時候先推腹，打打嗝，把濁氣放完以後再梳頭，就不會出現梳頭頭暈的情況。

✦ 梳頭會讓白髮變成黑髮嗎？

有句話是「功到自然成」，髮為血之餘，經常梳理頭髮，氣血自然會被引到頭上。頭上的營養越來越充沛，完全有可能出現頭髮由白變黑的情況，但這有個前提條件，就是必須持之以恆。三天打魚兩天曬網，什麼事也做不成。

所以，如果你有白頭髮，除了飲食調理、維持睡眠之外，不妨也試試梳頭，也許會有不錯的效果。

6 坐飛機或坐火車時，耳膜疼痛如針扎，怎麼回事？

> 有些人坐飛機、火車，甚至高鐵時，會覺得耳膜突然鼓脹起來，而且非常疼，像針扎一樣，這是哪裡出現問題，需要如何調理呢？

出現上述問題，追根究柢是肺氣和腎氣不足的表現。《黃帝內經》中指出：「心開竅於舌、脾開竅於口、肺開竅於鼻、肝開竅於目、腎開竅於耳。」五臟的精氣分別通達七竅，一坐飛機或火車就覺得耳朵不舒服，說明腎不好。所以平常應該多補補腎，補腎就是補腰，經常艾灸一下後腰，或者練練腰，這些都是有利於強腎。

肺氣怎麼補呢？慢跑補肺氣，即是多跑步、多深呼吸。另外，平常還可以把手上的魚際部位搓熱，捋鼻翼，這樣不僅可以養護肺，還能通鼻竅。如此，不管是坐飛機還是坐火車，都能通體順暢，不再耳鳴耳痛了。

7 眼睛近視，應該怎麼進行調理緩解？

現在近視的孩子越來越多，雖然可以透過做矯正手術來改善視力，但孩子的眼睛還在發育中，並不適合手術治療。能不能透過按摩一些穴位或者其他調理方法，緩解或者改善孩子近視的狀況呢？

如果孩子年紀非常小就近視，首先是和遺傳有關係，其次可能是電子螢幕看多了。想要保護眼睛，最好的方法是做眼保健操。有人說，眼保健操一直持續做，可是作用好像不大。其實不是眼保健操沒有用，而是沒有正確地按摩穴位。許多孩子對做眼保健操抱著應付的心態，根本沒有好好地按摩相應的穴位。

眼保健操的穴位都是經過精挑細選，對眼睛是可以達到保護作用。但是，我也得說一下，眼睛的能量來源於肝，「肝受血而能視。」即是肝血充足，眼睛就好了。

睡眠是最好的調肝方法，肝怕鬱，鬱則怒，怒則怨。現在的學生學習壓力都很大，被老師或是家長責罵又不好發洩

出來，就容易淤積在心，這就會傷肝。肝臟又是主情的，情志總是難以得到抒發，不僅會損傷眼睛，也會損傷頭髮。因此，不管是從保護視力方面來說，還是從養護頭髮、安撫情緒上來說，都應該養好肝。

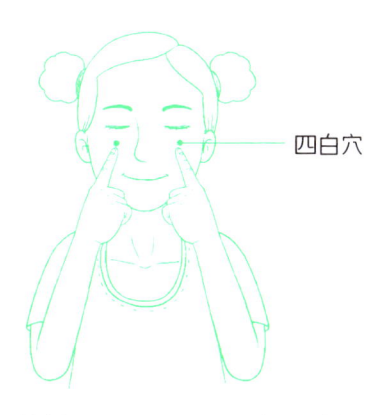

四白穴

俗話說「閉目養神」，如果孩子的眼睛總是處於緊張狀態，得不到適時的休息，再好的眼睛也會熬壞。從保護視力的角度來說，每隔十五分鐘或是半小時，閉目養神五分鐘就是最好的方法，簡單有效。閉著眼睛什麼都不想，同時做一下深呼吸，把神定下來，氣血自然就不外散。氣血不外散，眼睛就不會酸澀或是布滿血絲，也不會流眼淚了。

眼保健操的原理，就是按摩穴位為眼睛供血。比如說四白穴從胃經供血，風池穴從膽經供血，眼睛得到養護，自然就不容易近視。所以大家有空或是覺得眼睛疲勞的時候，不妨做一做眼保健操。

8 口氣很重,與人交流很尷尬,請問怎麼緩解?

> 有些人非衛生習慣不好,但說話的時候口氣依然很重,在社交中也很尷尬,從中醫的角度來看,有什麼緩解的方法嗎?

導致口氣產生的原因有許多種,例如:牙齦問題、胃問題、心血管問題。我們人體有一個穴位,就是手腕上距離內關穴很近的大陵穴,出現口氣重的情況時,可以按摩它來調理。

大陵穴位於腕掌橫紋的中點處,一涉及陵就和脾有關係,脾主土,大陵穴和脾胃相通,可幫助食物向下走。大陵穴是心包經上的穴位,經常按摩可以防治心血管等問題,就是說血管有點堵,造成口氣重,可以揉大陵穴。一揉大陵穴,心臟的血液源源不斷地傳送到胃,幫助消化,緩解口氣重的問題。當然,口氣很重的不僅是成年人,現在許多孩子的口氣也很重,針對這種情況應該怎麼辦呢?

大陵穴　內關穴

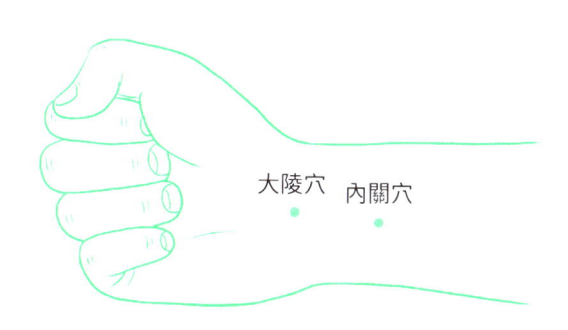

　　現在孩子吃的東西比較雜，尤其是飲料、甜食，這些東西本身就有甜味，再和肉食的味道混雜在一起，導致嘴裡有味道是很正常的現象。

　　想要解決孩子口氣的問題，可以經常為孩子做一做推腹。把手心先搓熱，然後在肚臍眼上方，順時針地揉一揉孩子的肚子。這個揉的過程也是父母和孩子交流感情的過程，孩子的肚子得到撫慰，胃部也得到緩解，孩子心裡放鬆了，胃也就不痙攣。推腹有利於孩子的消化吸收。消化好了，口氣重的問題也自然而然解決。

9　總是迷迷糊糊，如何讓自己的腦子變得靈光一些？

> 我總是感覺腦子裡迷迷糊糊的，尤其在考試或者回答老師問題的時候，總是感覺比別人慢半拍，好像自己腦子不好使用。請問有什麼方法能讓腦子變得靈光一些呢？

這個問題很有意思，也很模糊。這位學生應該是希望借助一些方法提升記憶力，好讓自己從容地面對學習方面的壓力。其實，沒有什麼所謂的腦子好使不好使，關鍵看你對一件事情的感興趣程度。

如果你對某件事非常感興趣，願意全心投入，腦子就好使。另外，如果你能對某件事保持專注力，腦子也好使。如果兩者不占其一，那麼換成誰的腦子都不好使。

從養生的角度來講，想讓自己心靈手巧，平常可以多揉揉心經，以疏通氣血。心經的起點穴位是極泉穴，在胳肢窩這塊，揉的時候有點酸，說明血氣不足；如果不酸，但是很

脹，說明濁氣多。這時候我們可以跑跑步，一出汗，濁氣散了，腦子就清醒。再則，也可以按摩肚子，打出嗝。以上這些方法，都可以使腦子更加清醒。

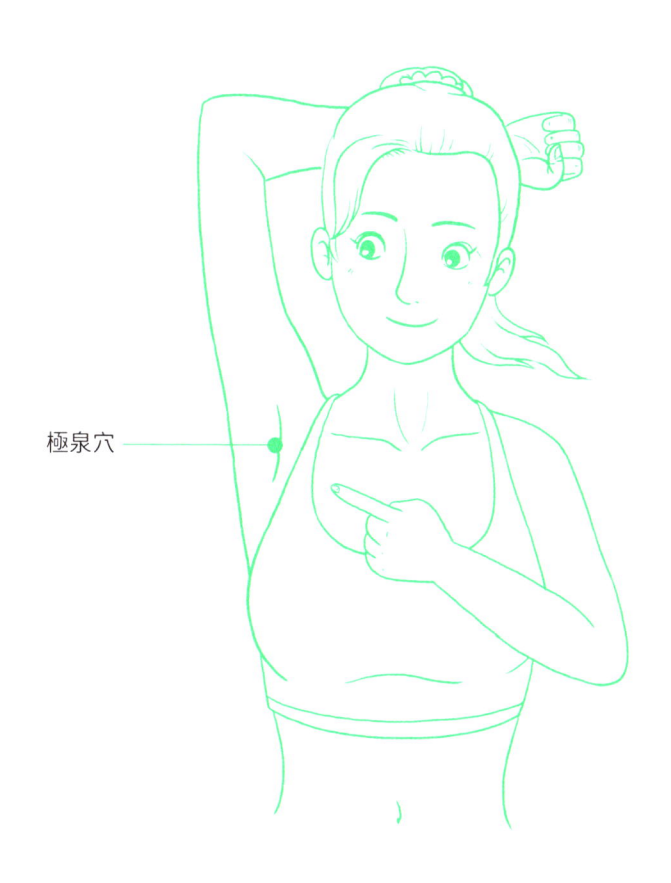

極泉穴

✦ 經常打嗝，這是怎麼回事？

實際上，打嗝是一種人體自我修復的方式。人之所以會打嗝，說明濁氣在身體的臟腑裡存積下來後變成氣滯，影響到五臟六腑的功能。接連不斷地打嗝，說明進的氣比排的氣還多，總排不乾淨，就會導致打嗝停不下來。這時候不妨揉一揉脾經，不見得每個穴位都需使勁地揉，只要順著整條經捋著慢慢揉，慢慢就不打嗝了。

簡單來說，就是沒事多揉揉腹部。需要說明的是，這是一個慢性問題，不能著急，也不能太粗魯，慢慢來肯定有效果。

10 太陽穴痛的時候，應該如何調理達到最佳的效果？

我經常遇到這種情況，正在做著某件事情，突然太陽穴如被針扎般疼痛，我就會對太陽穴進行按摩，以此來緩解疼痛，到底怎麼調理才能夠達到最佳的效果呢？

太陽穴痛，其實就是穴位自發的疼痛，許多人都有過這個情況。比如我們揉胃經的足三里穴，你一揉它，胃痛就緩解了。如果有人說：「我的足三里穴位置痛。」從某種角度來看，除了這個穴位確實有問題之外，其對應的腸胃也有問題。

太陽穴痛，就是你所有的氣血痛點都集中在這一塊。想要緩解疼

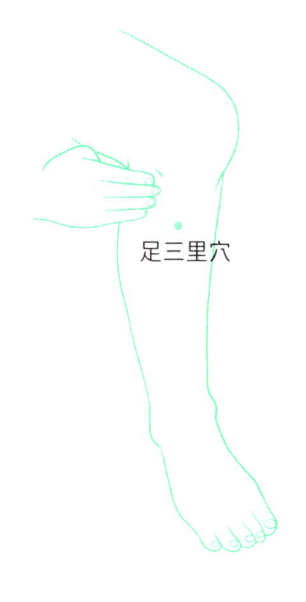

足三里穴

痛，首先你要懂得自行按摩太陽穴，幫自己解決問題的效果是最快，所謂遠水不解近渴就是這個道理。再說痛並不見得就是壞事，痛有時候是一個正邪相爭的過程，就是正氣把邪氣趕走，好血液把瘀血通出去，這個通的過程就會產生痛。

太陽穴痛的時候，還揉太陽穴嗎？可以適度揉一揉。揉的時候，可以包含兩個動作，分別是按和摸。按是按住不動，摸就是來回揉。有時候你對按摩有抵觸，越按心裡越煩躁。有時按一個地方不動，10秒鐘再鬆一下手，閉著眼睛深吸氣再按一下，反而能讓自己沉靜下來。

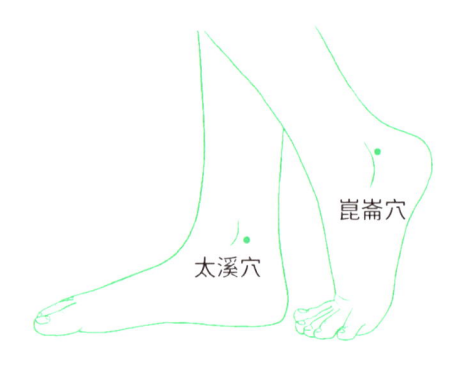

崑崙穴

太溪穴

還有一個穴位可以按摩，它就是崑崙穴。崑崙穴位於外踝後方，外踝與跟腱之間的凹陷處，崑崙即是頭頂，頭頂像山一樣，這稱為頭痛腳治。所以太陽穴痛的時候，除了用大拇指按摩太陽穴，還有一個方法就是揉崑崙穴，這就是上病下治的原理。

11 頭髮乾枯、變黃，是氣血不足造成的嗎？

> 許多人很愛美，卻長著一頭乾枯、變黃的頭髮，如雜草一般，苦惱不已。有人說這是因為頭部供血不足，能否從健康養生的角度提供解決的方法呢？

其實，頭髮乾枯、變黃就是供血不足導致的。想要改善供血問題，就要把新鮮的血液往不足的那裡供血。比如預防衰老，就得把上半身的血液輸送到腳底，讓血液進行一個大循環。比如總是頭暈，就把身上的血液分配一部分到頭部，為頭部供氧。經絡血脈都是相通的，比如督脈，就會從後背把新鮮血液能量輸送到頭部。

當然，如果想要頭部氣血很足，這裡提供一個簡單的動作，就是叩首，也稱為磕頭。磕頭除了能夠表達我們的敬意之情之外，還能夠讓我們靜心。磕頭不僅磕的是頭，關鍵是我們磕頭的時候要跪下，這是我經常提到的跪膝法，它的作用是巨大的。比如跪膝法有利於減肥、防止膝蓋疼痛、膝蓋積水，對腰痛、掉髮等都有良好的效果。

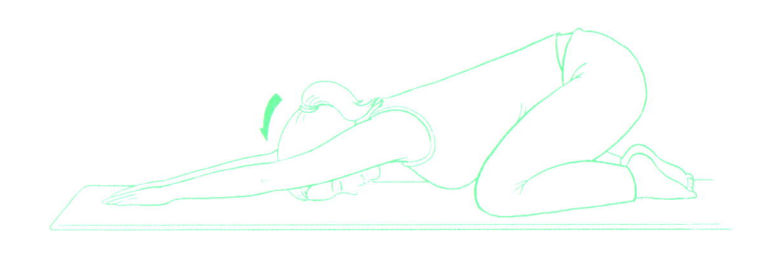

我們磕頭的時候，不僅心正、身體正、氣也順，各方面都正常了。磕頭除了能引血上行，也是調養生息的好方法。透過磕頭將氣血引到頭部，為頭部提供更充足的血液，不僅可以讓大腦變得聰明靈活，而且還能夠為頭髮提供充足的氣血，使得頭髮烏黑發亮、不分叉。那些髮質不好的人，我建議不妨採取這種方法來改善自己的髮質。

12 當鼻子不通暢的時候，應該如何進行調整？

> 我的身體一切正常，為什麼經常出現鼻塞、呼吸不順暢的情況，請問有什麼好的調整方法？

這裡有一個方法可以使鼻子即時通暢，就是學蟾蜍走道。具體操作步驟就是，首先蹲下來，雙手手掌著地，支撐身體重量，隨即向左前方抬起左腳，然後向右前方抬起右腳，最後，向前移動手掌……，這個動作看似簡單，但是真正有鼻炎或者鼻子不通暢的人，做起來還挺費力，但只要堅持做幾次，每次能夠前行十多公尺，就會覺得後脊發熱，頭上冒汗，鼻腔不知不覺間也通了。

除此之外，還有一個簡單的方法，左鼻孔不通，抬左腳；右鼻孔不通，抬右腳。只需一兩分鐘，鼻子就通了。如果情況較為嚴重，但感覺差一點點就通了，那麼你可以把魚際穴搓熱，搓熱以後用魚際穴捋捋鼻翼（抓抓鼻翼），這樣也會有不錯的效果，因為魚際穴通肺。

魚際穴

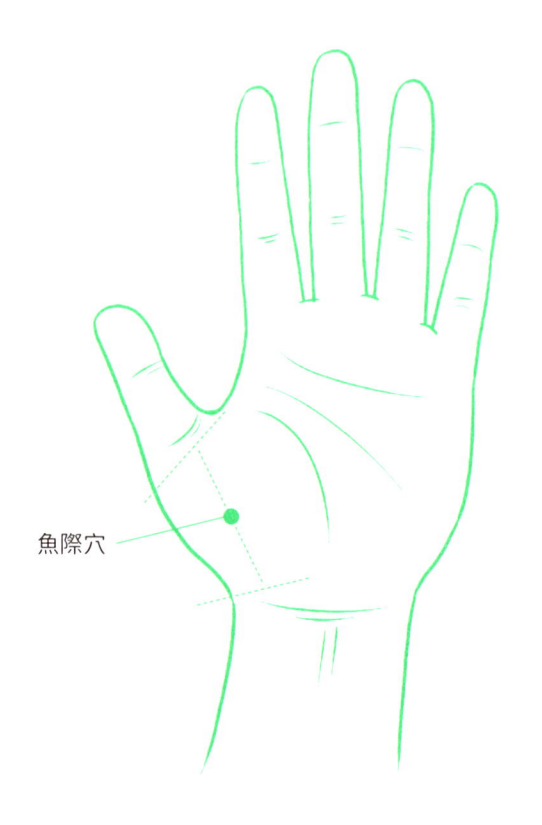

　　搓熱雙手魚際穴、捋捋鼻翼，同時做抬腳的動作，鼻子立刻就會通，這是屢試成功的妙招，你可以試試看。

1 工作的過程中出現心慌心悸，應該怎麼辦？

> 有些人在工作的過程中突然感到心慌心悸，身邊又沒有藥物，擔心自己會突然死掉。出現這種情況，有急救方法可解決嗎？

　　生活中許多人都出現過心慌心悸的情況，比如去面試，或者考試的時候。這時候可以試著按摩穴位來緩解心慌心悸的症狀。穴位和五臟相通，穴位傳導是最快的。穴位在表面，五臟在裡面，兩者透過經絡相通。打個比方說，五臟就像風箏，經絡就像風箏線，穴位就像拿在手裡的風箏軸。

　　具體的操作方法就是，心慌的時候直接用大拇指揉掌心。揉左手掌心效果更明顯、更快，因為左邊離心臟更近，但是從經絡來講，兩邊都可以。再則是按揉內勞宮穴，這個穴位專門緩解心血管不適。按內勞宮穴的時候，把指甲剪平，將拇指豎起來點揉，先點再揉。慢慢你會有酸麻、脹痛的感覺，掌心與心臟相通，越酸痛則症狀緩解得越快。

內勞宮穴

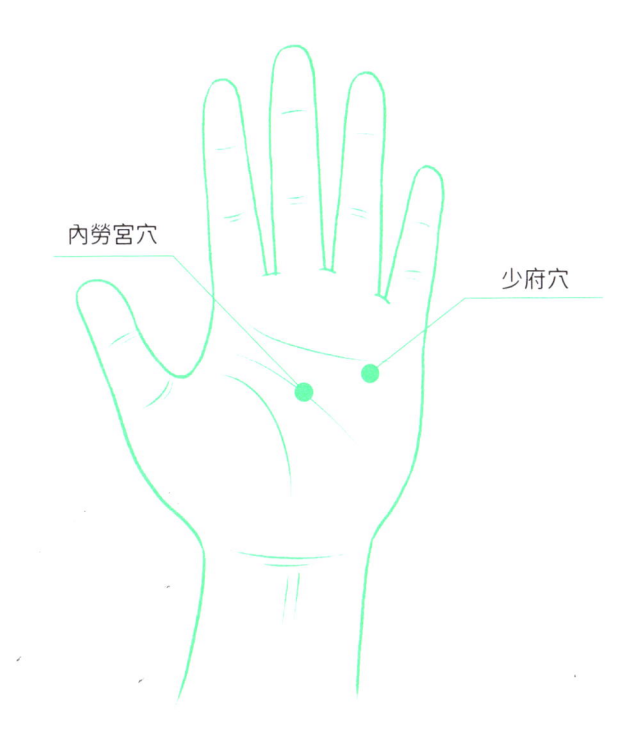

少府穴

　　以手握拳，小指指尖觸到的地方稱為少府穴。它是心臟的房子，連通著心臟。心慌的時候，不妨多揉揉少府穴，也可以內勞宮穴和少府穴輪流交替揉。

2 我們知道養腎很重要，需要如何養腎呢？

許多人說到補腎的時候，就只知道吃藥，除了藥物之外，還有哪些更好的、拿來即用的補腎方法呢？

　　傳統文化中以道家文化最講究養生。《黃帝內經》中有這樣一句話：「陽氣者，若天與日，失其所，則折壽而不彰。」意思是說，人身上的陽氣，就像天上的太陽一樣重要，假如陽氣不能運行並發揮其重要作用，生命機能會暗弱不足，人就會減損壽命，嚴重的甚至會死亡。陽氣是從腎精裡發出來的，所以人要不失其所，就得保持腎的陽氣充足。

　　腎所藏生殖之精，腎就像人的「種子」之源，「種子」沒了，生命就不能生生不息，即使你吃再多的肉，補再多的糧食，早晚也會坐吃山空。我們經常說養腎，首先就是一定要把「種子」保存好。如果你在年輕的時候就把「種子」揮霍了，那麼老了怎麼辦呢？所以補腎就是補我們的老本。

　　如何養腎呢？首先，要養精保腎。《黃帝內經》指出：「精者，生之本也。」精氣是構成人體的基本物質。精氣越

足，身體越健康；反之，身體就越虛弱。性生活毫無節制，精氣流失太多，必定折損我們的健康和生命。

其次，飲食補為腎之元氣。如果是腎陰虛，則在飲食中多吃海參粥、地黃粥、枸杞粥等；如果是腎陽虛，可多吃羊肉粥、鹿腎粥、韭菜粥等。我經常講到「冬藏」，冬季是養腎的好時節，可以多吃點核桃、枸杞、羊肉、黑芝麻、龍眼肉等，這些東西對補腎都有良好的效果。

最後，堅持鍛鍊、強身健體。我們都知道鍛鍊身體可以舒筋活絡、暢通血脈、增強自身抵抗力。其實，人體運動由肝腎支配，才使得關節和筋骨運動自如。反之，如果我們的關節和筋骨運動不協調，會讓我們的肝腎受損。因此，我們可以打一打太極拳，也可以慢跑、散步。當然，只有長期堅持鍛鍊，才能夠讓我們的身體更加健康。

3 胃痛胃脹反覆出現，怎麼緩解？

> 許多人因為工作原因，吃飯不規律，或是經常生氣、發怒，導致反覆胃痛、胃脹，被折磨得很難受，請問有什麼緩解的方法嗎？

想要緩解胃痛、胃脹，首先要明白其中的緣由，比如什麼時候胃會脹？氣有餘就脹痛。而胃遇寒，也會痛。寒凝血滯，故而有瘀血就痛，不通則痛。因此，要判斷胃脹痛是因寒而起，還是因氣結而起，才能對症下藥。如果因寒氣攻身而起，就進行艾灸，或是用熱水袋溫暖胃，忌食寒涼的東西，慢慢養一段時間，胃一暖和，濁氣一散，胃就自癒了。如果因為氣結而引起的脹痛，只需讓自己打嗝或者放屁排氣就好了。

另外，經常胃痛的人，尤其懂得穴位者，也可以透過揉足三里穴緩解不適。如果揉了一會兒，脹痛沒有改善，說明這個疼痛不是因為腸胃引起，而可能是氣結所致。

這時候就需要揉後背的胃俞穴，這個位置直通肝經。揉後背的胃俞穴，肝氣一化解，胃也就沒壓力，自然就不疼了。

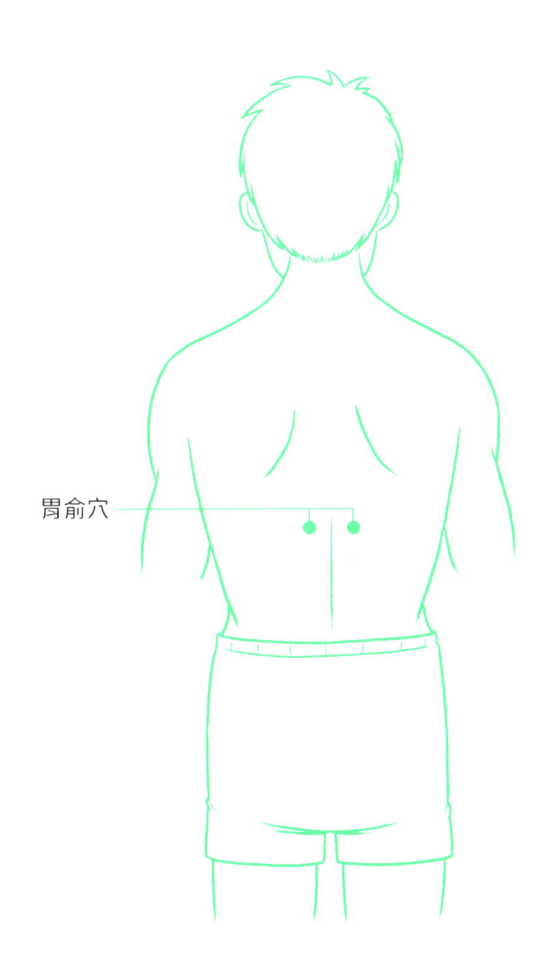

胃俞穴

✦ 中醫提到舌苔能夠反映一個人五臟六腑的狀態,這是真的嗎?

《黃帝內經》中說:「諸病於內,必形於外。」意思是如果人體的臟腑有病,必然會在外部表現出來。比如腎氣足者聽力好,腎經虧損則耳鳴,聽力下降。肝血不旺者,或視物不明,或迎風流淚;肝火旺盛者,眼睛乾澀。肺有燥熱者,鼻竅不通,鼻孔乾澀。脾失和者,嘴唇乾燥。

中醫研究透過人體的外在症狀,判斷內在的問題。所以舌苔能看出一個人五臟六腑的狀態,是有一定的道理。

4　悲傷會傷心、開心也會傷心，是真的嗎？

> 中醫認為，不同的情緒對應著不同的臟腑，悲傷會傷心，開心也會傷心，這是真的嗎？

的確，當開心過度的時候也會傷心。悲傷，大家很容易理解，就是憂傷、不開心，導致傷心大家自然理解。可是，為什麼開心的時候也容易傷心呢？這是因為人在極度高興的時候，心氣容易耗散，然後變得心浮氣躁，而不能集中精力去做事，最終導致傷心。

所以，凡事都要適可而止。如果因為身邊發生一件令你非常高興的事，導致幾天幾夜興奮得睡不著覺，那就過了。所有的東西過則傷、不過則養。凡事都能心平氣和地面對，自然氣緩而不會傷心。

5 如何預防心臟病，才能達到治未病的效果？

> 許多疾病在發病的初期都是小病，可是由於疏於預防，沒有及時進行治療，導致小病變大病，最終到了不可挽回的地步。如何預防心臟病，才能達到治未病的效果呢？

《黃帝內經》特別強調，必須在沒病的時候預防，裡面講到：「病已成而後藥之，亂已成而後治之，譬猶渴而穿井，鬥而鑄錐，不亦晚乎？」意思是說，病了以後再吃藥，亂了以後再治理，就像渴了再掘井，要打仗才造兵器，這不是太晚了嗎？也就是說要防微杜漸，不要等禍患釀成再治理。所以平時就要好好保養心臟，等到心臟血管全部堵死了，那麼就屬於病入膏肓狀態。

「膏肓」也指穴位，就在後背上。厥陰俞穴的旁邊有兩個穴位，左邊一個、右邊一個，這兩個穴位就是膏肓穴。如果心臟堵了，病入「膏肓」，就沒辦法了。

因此，我們每年都需要進行一兩次體檢，注意心臟的養護，預防心臟疾病的發生，心臟稍有不舒服就要進行治療，這個時候的治療相對成本是最低的。心臟病的初期主要是氣滯所致的血瘀，只要想辦法不讓氣滯，就不可能引發心臟病。此刻，最好的方法就是多揉、多敲打膻中穴，讓氣散，不讓氣滯。

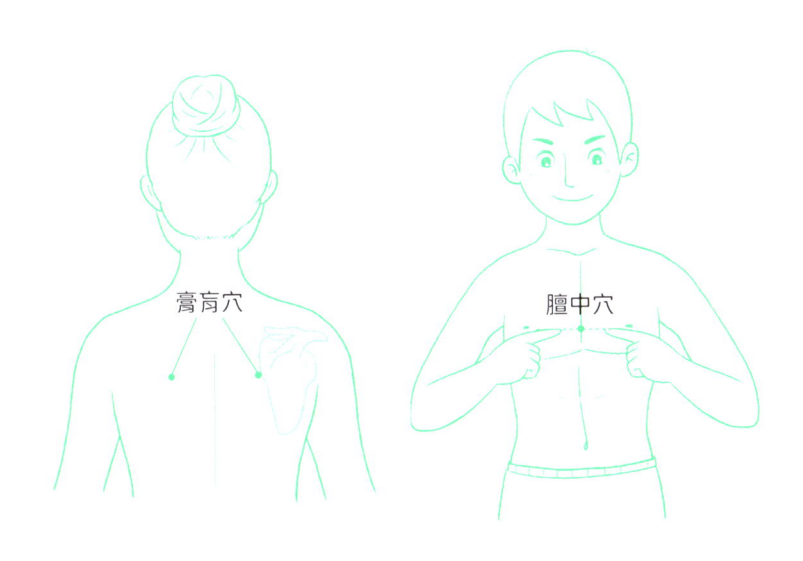

膏肓穴　　　　　　　膻中穴

許多人平時不注意心臟養護，出現心梗的時候就著急了，此刻後悔晚矣，只能透過心臟按壓，進行心肺復甦爭取生命。心臟按壓需要懂得力道的大小，如果力道太大，容易出現肋骨折斷；如果力道太小，難以達到搶救的效果。與其這樣，不如平時就以適中的力道對膻中穴敲敲打打，為氣滯

不留任何可乘之機。

　　我們在栽植樹的時候，在周圍做幾個支架防止其長歪。如果沒有支架，樹已經長歪了，再想讓它挺拔生長，就得花更大的功夫。

　　同樣，人也是這樣。千萬不要等到病入膏肓的時候才想起急救，一定要有正確的養生觀，提前預防、提前治療，千萬別等到問題出現了，再想到需治療，那個時候即使有辦法治療，也得付出巨大的代價。與其這樣，不如在疾病剛發生的時候就進行調理，將其消滅在萌芽之中，這樣痛苦才會少一點，健康才會多一點。

6 怎麼控制情緒，才能將心養護得更平和呢？

> 我們經常聽到「心平氣和」這個詞，就是無論發生什麼事情都要保持內心的平和。可是每當遇到一些棘手的問題時，很容易情緒爆發，這樣不僅傷害別人，同時也傷害自己。怎麼控制自己的情緒，將心養護得更加平和一些呢？

《黃帝內經》提到四氣調神，強調以神為主。而且在四氣調養過程當中，主要強調的是情志的調養，也就是說把你的情緒管理好，才能擁有良好的心態，這才是四氣主要的養生之道。

如何透過調神，達到養心的效果呢？其實，很簡單。如果神志調養好了，你吃什麼東西都很香甜。《黃帝內經》有一句話提到「美其食，任其服，樂其俗」。「美其食」，我並不追求這個東西的色香味，因為我有胃口，有食欲，吃什麼東西都香；「任其服」，我穿什麼衣服都覺得好，因為我並不覺得衣著非得華麗，只要穿在身上舒適就好；「樂其俗」，

我到哪兒都能入境隨俗，和誰都合得來，沒有什麼障礙。

這個境界看似很高，實際上只是一般人的普通心態，很樸實。但對現在的許多人來說，很難達到。但擁有這種心態的人，是幸福、幸運的。而且你給我什麼吃的，都沒覺得是輕視我，你給我一個饅頭，我吃了也很香。如果有胃口的話，吃糠甜如蜜；如果沒有胃口，即使你吃的皆是山珍海味，也覺得不好吃。

沒有胃口，這時候需要添加點刺激的東西，不然很難吃得下去。但是怎樣才能有胃口呢？心情好，心滿意足，這時候你就能吃了。當你心情不好，吃什麼也吃不下去，什麼也都變成不營養了。

我們想要養心，必須先從控制自己的情緒開始。情緒雖然是自己的，但也經常受到他人的影響。所以向內不要過於苛責自己，懂得努力，同時也要明白，努力也有可能沒有結果；向外，我們沒有必要讓別人對自己一直那麼好，也沒有必要要求他人十全十美，需要有來之則惜之、去之則放之的心態。當我們心態好，情緒自然好，情緒好才是養心最好的方法。

7 心包經和心經，它們的區別是什麼？

> 我們經常聽到心包經和心經，它們是什麼關係，負責的問題是一樣的嗎？

許多人對心包經有疑問，五臟六腑怎麼還多出心包經來，不明白心包經、心經的區別。實際上，「心包經」管心血管，「心經」管心臟，兩者都能達到保護心臟的作用。心臟中有血脈，血脈裡有血、有脈，還有神志，所以是心經所主。一個人出現神魂顛倒、神志不清的症狀，主要是心經問題。也就是說，心經除了心臟以外，還和神志等有關係；心血管的問題由心包經負責。

心包經和心經互相靠著，它們倆靠著的地方就是兩者共同所主的地帶。心臟在左側，時常按摩心包經對於心臟方面的問題有效。但這個因人而異，有人心臟有問題，但總是右邊疼，有時反射在後背右肩膀，或者正好對應心臟的後邊，後背疼和心臟有關係。這和搔癢一樣，先是一個地方癢，搔了之後，發現另外一個地方也跟著癢起來，雖然有些時候距

心包經

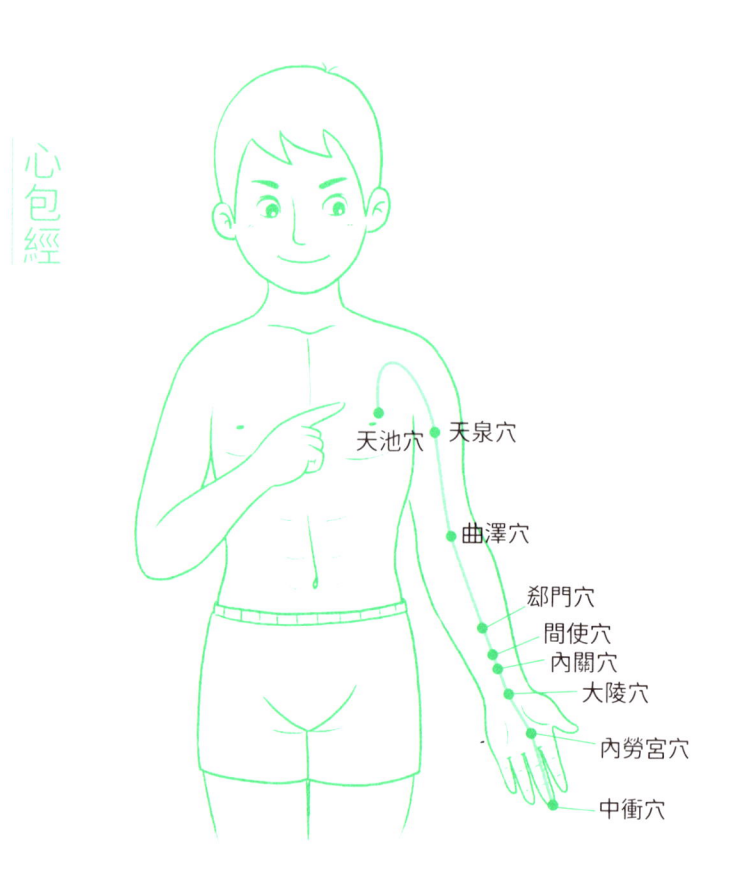

天池穴　天泉穴

曲澤穴

郄門穴
間使穴
內關穴
大陵穴
內勞宮穴
中衝穴

離還挺遠，但順著經絡捋下去，發現都在同一條經絡上。

對於心經和心包經，我們不一定得知道它的醫學原理，怎麼來的，和哪條經絡相通等。只要把這些對自己有用的經絡知識收集起來，慢慢地對經絡就有了切身的感受。這時候我們再談經絡，就不僅是書本上的東西，而是我們自身的東西。

手少陰心經穴

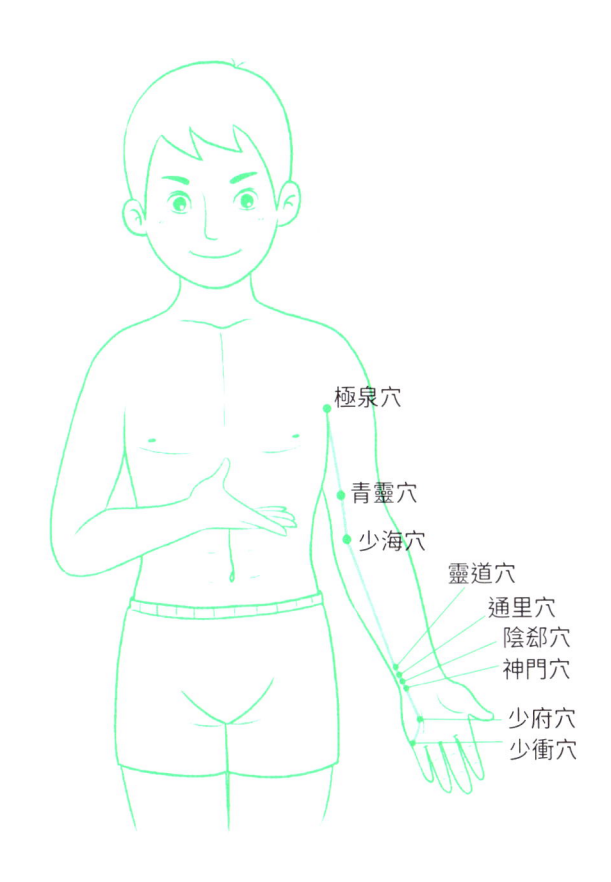

- 極泉穴
- 青靈穴
- 少海穴
- 靈道穴
- 通里穴
- 陰郄穴
- 神門穴
- 少府穴
- 少衝穴

　　有人肝火旺，有人腎氣不足，肝火旺容易發怒，腎氣不足容易恐懼。什麼樣的人用什麼樣的方法，什麼樣的人用什麼樣的工具。有些人可能知道幾個穴位，卻一輩子都用不上；有些人總是用這些穴位，對自己還特別有用。

8 如何拍打心包經，才能達到養心的效果？

> 心包經的具體位置在哪裡？如何拍打，才能達到最佳的養心效果？這個將因人而異，有人願意拍重點，疼了才覺得有效。

心包經起始於人體心臟之中，自心臟出來後，一條心包經向下透過膈肌後連於小腸。另一條心包經分支從心臟向上行走，沿著食道兩側上行連於眼睛。還有一條心包經直行主幹經絡，又從心臟周圍組織上行到達肺部，再向下斜出經過腋下後沿著上肢內側後緣到達手肘，再沿前臂內側後緣，到手掌後豆骨突起處進入掌後，沿小指橈側到達末端。

心包經如何拍打，產生的效果最佳？

這將因人而異，有人願意拍重點，疼了才覺得有效。按摩也一樣，比如找人為你按摩，如果一點兒都不疼，估計你會覺得按摩師不行，不會按。

有些人希望手重一點,但有些人希望手輕一點。有人擔心拍打過了,其實不會的,除非對自己下絕招,畢竟這樣的人還是極少,再說稍微拍重一點,也有不錯的效果。

9 愛生氣的人，為什麼容易傷肝呢？

> 肝火旺容易生氣，中醫認為怒傷肝。針對脾氣火爆的人，應該如何養肝、護肝呢？

中醫認為，在五臟之中，肝屬木，喜條達，主疏泄。「怒傷肝」、「怒則氣上」，指的是大怒導致肝氣過旺，對人體健康肯定是不利的。如果一個人長期處於抑鬱狀態，他體內的氣機就得不到宣洩，氣機運轉就不通暢，肝氣不得疏泄，就會對肝造成很大的危害，這些人常常表現為胸悶不舒，甚至斜肌部疼痛。

我們知道肺屬於五臟之一，肺為氣之本，它管著人一身的氣，氣管著肝，為肝派活兒。肝強者，工作能力很強，好像渾身有使不完的勁；肝弱者，不僅沒有力氣做活，關鍵是容易生氣，愛生氣。我們身邊經常有這樣的人，雞毛蒜皮的小事，在他的眼裡就是天大的事情，吵得不可開交。絕大多數人認為這個人的性格有問題，其實不僅如此，他還是一個肝弱者。

肝的能量本身就是做活的，結果脾來做了。脾是「倉廩之官」，相當一支軍隊裡面的「軍需官」，主要負責後勤。「打仗」原本應該是肝的職責，現在讓脾做了，肝就會生出「怨恨」。所以最正確的做法應該是「各從其欲，皆得所願」。適合肝做的活，肝就做；不適合肝做的活，最好不做。

　　許多人肝氣不足，有怨氣發不出來，就變成鬱結，最終抑鬱。抑鬱分為兩部分，一個是抑，壓制；一個是鬱，自我生成的鬱。來自外界的東西太多，承受不住就容易抑鬱。

　　我們在日常生活中應該如何養肝護肝呢？

　　第一、想辦法跳出生氣的場景，讓自己保持愉悅的心情。 如果我們與某個人立刻要爆發爭吵，不妨先離開這個人，走出去，看看白雲，看看山水，讓自己心情好起來。

　　第二、在飲食方面儘量保持清淡。 少吃一些油膩、辛辣類食物，以及海鮮，這些食物容易導致身體濕氣加重，造成肝氣不通暢，還容易造成消化道不適等問題。

　　第三、戒菸戒酒。 肝雖然能夠解毒，但是如果過量飲酒，則容易導致肝中毒，最終受害的還是自己的肝；菸也是如此，大量的尼古丁導致肝中毒，影響肝臟的新陳代謝。

　　第四、持續進行適當的運動。 強健的身體離不開鍛鍊，但是鍛鍊一是強度要適中，運動量過大對身體肯定無益處，二是要持續運動，三天打魚兩天曬網般的鍛鍊，對強健體魄沒有

多大作用，身體強健了自然對養肝、護肝有著積極的意義。

第五、維持充足的睡眠。晚上十一點到午夜兩三點是肝臟排毒的重要時間。如果在這個時間內，我們保持睡眠狀態，肯定對肝有很大的益處；如果我們此刻還在滑手機，肯定會影響肝的排毒。另外，我們最好每天能夠維持六至八小時的睡眠，這樣不僅養護肝，而且能夠維持我們第二天的精力充沛。

✦ 脾和腎都是管藏，兩者有什麼不同呢？

脾藏的是「糧食」，腎藏的是「種子」，這就是兩者的區別。藏最根本的臟腑是腎，腎天生就是想將自己做強，做強就是想讓自己進一步強大起來，想出人頭地，所以腎藏了許多生命之源。簡單來說，脾是應急的，腎是生生不息的。

我們平常靠脾胃來吸收的東西，都是臨時的，吸收完營養，隨著排便排尿就出去。如果你有多餘的「能量」，需要封藏起來，細水長流，只能依靠腎出馬。

10 體檢很正常，但是偶爾心痛如針扎，怎麼回事？

> 在體檢的時候，身體各方面指標都很正常，但是有時候突然心痛得如針扎一樣，過了兩三秒就好了，這是怎麼回事呢？

人體的病痛，許多都是積少成多，如針扎一樣的突然心痛，有人可能只發作一次，有人一兩年發作一次，後面甚至發展到半年發作一次，每個人發作時間不確定。這就是給我們身體的一個警示，說明我們的身體出現某種問題，這種問題去醫院檢查，不一定能檢查出來。

許多病痛平時不發作的時候，我們整個人看起來很正常，但如果發作了，會有生命危險。這種病不管是年輕人，還是中老年人都有可能得到，它屬於危而不重，意思就是很危險但表現得不嚴重。比如一個年輕人，看起來生龍活虎、身強體壯，可能突然就猝死了。還有一種就是慢性病，長期吃藥，身體越來越弱，但是不至於立刻讓人有生命危險，稱

為重而不危。

年輕人其實最應該擔心的就是危而不重的病,因為你不知道它什麼時候發病,而且有時候急救都來不及。所以身體為我們發出的一些警示,一定要提高警覺,及時給予治療。

如果心臟有刺痛的感覺,應該是裡面有瘀血了。瘀血是氣滯累積的結果,氣停在這兒,過不去而導致氣滯。血管一收縮,血液流通不暢,就像要結冰似,造成血瘀,就會造成痛。還有一種情況就是心臟受寒,血管堵了,心臟就會疼痛,稱為寒凝血滯。這兩種疼痛都是心臟血管堵塞的表現。

這兩種心臟血管堵塞,早期還有一些其他症狀,比如心口特別堵悶,用手拍兩下胸口,一拍一震動,打兩個嗝立刻就好了。實際上,這種情況就屬於氣滯導致血瘀,血瘀導致疼痛,是心血管堵塞的表現。你別輕忽每天敲胸口這兩下,關鍵時刻能救命。因為這裡有個膻中穴,就是心肺復甦按壓的那個點,也是疏通心血管堵塞的一個重要穴位。

心慌、心臟刺痛或者是感覺扯得疼時,有個特別好的方法,就是刮膻中穴,包括心包經。心包經上面有好多穴位,比如內關穴、曲澤穴等,你就用大拇指按按這幾個穴,看哪兒疼。離穴不離經,這些穴位都在心包經上,都能修復心血管。

心包經

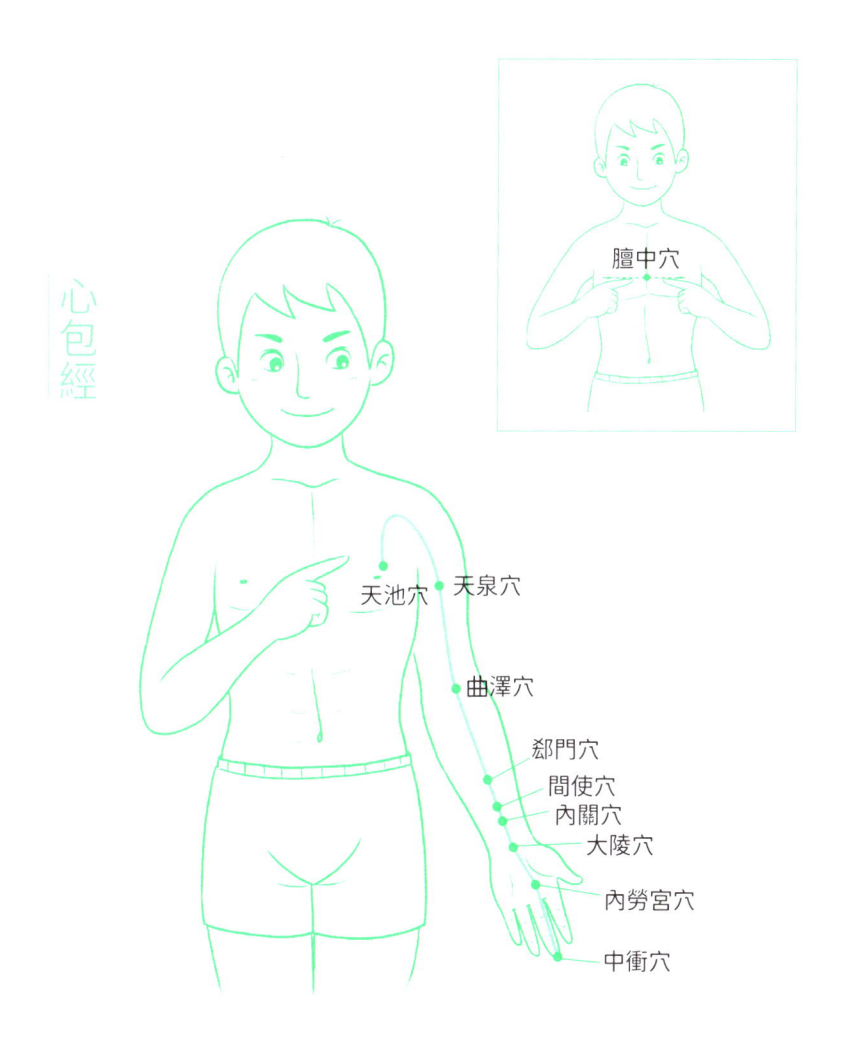

膻中穴

天池穴　天泉穴

曲澤穴

郄門穴
間使穴
內關穴
大陵穴
內勞宮穴
中衝穴

屋子三天不住，只要有風，就會落滿灰塵，這是自然現象。人的身體也一樣，總會有些東西附著於血管上或者其他地方，及時疏通，人就不容易得心梗。

11 為什麼過度思慮會傷及膽呢？

> 當一個人思慮重重，難以找到化解所思問題的方法時，就容易傷及膽。應該如何調理呢？

脾主思、膽主判斷。若你是光思慮、不判斷，就會鬱結在膽，膽不通暢，就會堵塞。所以膽發生問題和人不能判斷有關係。你想100件事，可能最後判斷了5件事，剩下的事會鬱結在那兒，匯成思則氣結。我們說氣滯則血瘀，要看其結在哪兒，結在脾上就會生濕，結在膽道上，就會形成結石或者膽囊炎。

五臟六腑都有各自的情緒，比如說，心主喜，腎主恐，肝主怒，脾主思，肺主悲。有人說憂傷、悲傷都是肺所主，只要不過度就不會有傷。但是誰來控制不過度呢？膽為「中正之官，決斷出焉」，由它來判斷。「中正之官」，這個名字就很好，事情就是由膽去裁決。如果任由這些情緒消耗五臟六腑，就會把氣源耗散光；如果事情總不判斷，就會糾纏不清，會耗散大量的精力氣血，人也會生出百病來。所以人

一定要及時判斷,而判斷主要是靠膽。

　　古人說:「人無百歲壽,常懷千歲憂。」有的時候思慮的事真的超出膽的能力,比如說職場新人想升職,或者說商人想增加特別多的收入,一超出自己的能力範圍,就陷在裡面出不來。「知止不殆」,知道停止了就不會遇到危險,必須量力而行之。你力量沒那麼大,就不要承擔那麼大的重量。有多大能量,就負多大的責任、攬多大的事。

12 脾胃虛愛生病，應該如何調理脾胃？

> 有些人經常生病，一檢查就是脾胃虛。那麼，應該如何補救呢？

　　脾胃虛的說法，幾乎放在每個人身上都適用。比如食欲不振，吃完東西不消化，容易腹瀉，吃完不長肉，或者吃完變肥胖等，都可以歸結為脾胃虛。實際上，我們不必管脾胃是怎麼虛的，只要讓脾胃壯實起來就行。

　　如何讓脾胃壯實起來呢？

　　第一、明確脾胃最需要的是溫暖。這就要求我們少吃寒涼的東西，此外還要少吃油膩、甜的東西。甜食吃多了影響食欲，影響消化，而且還容易生痰。避免各種刺激性食物，如烈性酒、濃咖啡、生蒜、芥末等。如果你胃酸過多，則可多用牛奶、豆漿或帶鹹的饅頭中和胃酸。

　　第二、保養脾胃可以多揉揉肚子，尤其是對小孩。家長可以把手搓熱後為孩子揉腹。揉一揉，孩子會覺得很舒服。揉腹的時候不用使勁，只要在孩子的肚臍眼附近每天揉兩三

分鐘就行了。這個動作還能平復孩子內心的緊張，比如孩子學習壓力大，情緒不好，莫名害怕或是恐懼，都可以用這個方法安撫。

第三、養成良好的生活習慣。調理脾胃虛最有效的方法，是改掉日常生活中已經養成的不好的習慣。按時作息不要熬夜，也不要喝碳酸飲料。尤其，不要抽菸、喝酒，抽菸會影響胃黏膜的血液供應，以及胃黏膜細胞的修復和再生，所以想要調理脾胃虛，先從戒菸、戒酒開始。

第四、想得太多，快樂也會變成煩惱。思則氣結，意即思慮過度，會導致脾氣鬱結。食欲差、腹脹、腹瀉等，都是脾胃不好所致。因此需注意控制情緒，讓自己保持一個平和的心態，對脾胃的調理會更有好處。

13 誘惑太多，年輕人透支身體，怎麼辦？

生活與學習空間誘惑很多，年輕人的自律能力很差，最終導致身體透支。年輕人應該如何拯救透支的身體呢？

《黃帝內經》曰：「以欲竭其精，以耗散其真。」意思是說，依順著自己的欲望而享受著透支帶來的快樂，就把寶貴的「精力」浪費掉；不注重修養，做不到起居有常，就把身心的「真命」耗散殆盡。

現在的人滑手機，白天看、晚上也看，甚至半夜睡醒了還要看。手機裡有好玩的遊戲，有好看的影片，許多人一拿起手機就無法放下。就像《紅樓夢》裡賈瑞手裡拿著的風月寶鑑，天天把玩，最終死在床上。賈瑞的風月寶鑑裡一邊是骷髏，一邊是美女，要看骷髏還是美女全憑他自己。手機的功能也一樣，我們可以借助手機瞭解即時資訊、學習知識，也可以用手機來玩樂，關鍵在於我們自己的選擇。用手機學

知識，吸收後為自己所用，那麼它就是非常好的一個工具。如果天天沉迷在一些垃圾資訊裡，時間、精神全部耗在這上面，就會和風月寶鑒一樣。

有些人睡前玩手機，習慣於在腦袋後面塞個枕頭半躺在床上，時間久了會發現肩膀或者小臂會發麻，開始覺得可能是血液流動得不夠通暢，但是又感覺好像還和一些地方關聯著。這是身體在提醒你，但是不見得每個人都能感知到它，而且有時候也感知不清楚。這時候不必糾結原因，只要及時把這些不好的症狀消除就可以。否則，越累積越多，慢慢越來越難受，肩膀疼，眼睛昏花，也出現頸椎病。

平時玩手機，總是在手裡握著，有空的時候不妨多揉揉手上的穴位。手上的穴位也好找，小指外邊有個穴位非常重要，稱為後溪穴。揉後溪穴，養心又通經絡，是非常好的一個穴位。它直接通到肩膀，揉後溪穴肩膀會舒服。按摩後溪穴，可以緩解頭痛項強、目赤腫痛、耳聾、耳鳴、流鼻血、盜汗、腰背腿痛、手指不自主收縮等。

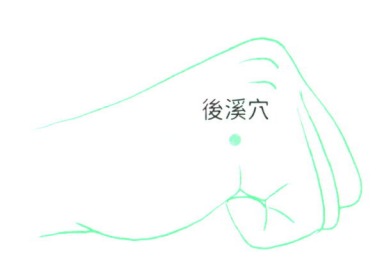

後溪穴

有時候我們可以自測，你拿食指敲敲後溪穴，手就麻了，這就是傳導。麻其實是傳導的血少了，被壓住就麻了。血過不來，但是氣還能過來。這個血過不來，一是證明經絡有點堵，二是證明氣血不足了。氣還能過來，就還有感知，但是血已經過不來，就堵塞住了。最後如果不傳導，就沒有感覺，即是血也過不來，氣也過不來。

　　還有一個穴位稱為中渚穴，無名指和小拇指中間有一個縫，掐掐這個縫，可以緩解頭痛、目眩、目赤（紅眼）、目痛、耳鳴、耳聾、喉痺（喉嚨紅腫疼痛乾燥），以及肩臂酸痛、手指不能屈伸、肋間神經痛等。比如腿麻了會抽筋，趕緊揉中渚穴，可以使氣血流速加快。

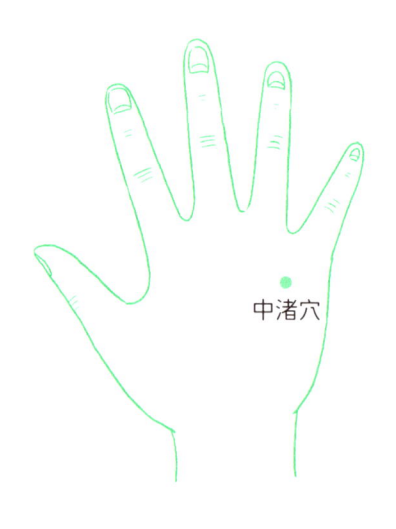

　　其實，按摩後溪穴和中渚穴，可以緩解的共同症狀有頭痛、目赤、耳聾、耳鳴、流鼻血、盜汗、腰背腿痛、肋間神經痛等。這些症狀正好是年輕人身體被掏空後的主要症狀。因此，按摩這兩個穴位，對恢復元氣有一定的效果。

14 空氣不好影響呼吸道，如何更好地護肺養肺？

> 空氣品質對肺的影響比較大，在空氣品質不佳的情況下，應該如何把肺養護得更好一些呢？

許多人體質比較敏感，花粉季易得過敏性鼻炎，沙塵暴一來呼吸道就感染。出現這種情況，有條件的可以躲在家裡不出門，但總有人因為各式各樣的原因需要接觸大自然。

即是要求我們做好防護，能戴口罩的，一定要戴口罩。空氣污染，首先受影響的就是我們的鼻子。鼻子不舒服，就想揉鼻子。鼻子連著人體的五臟六腑，鼻根代表心、代表肝、代表脾，它就像一個反射區，是人體的一面鏡子。兩眉之間代表肺，而在鼻根和兩眉之間的地方是心包。想通心包，可以用中指從眉心向上推到心經。把四指併攏順著鼻樑往下揉，如果你發現有的地方比較痛，就多揉一揉。這是簡單易行的養心養肺法，還能疏肝健脾。鼻子這區能量足夠，抵禦外界的能力就增強。

15 養腎除了藥物，還有哪些經絡可以按摩呢？

> 腎氣一旺，精神也跟著好了。說到養腎，有沒有透過按摩經絡養腎的方法呢？

養腎，最簡單的方法就是揉腎經，再簡單一點，就是揉俞穴和募穴。俞穴在後背（位置見 125 頁），募穴在前邊（肚臍眼上方四寸）。募穴的募就是募集的募，這個穴位的名字已經表明了它的作用，就是把血的能量集中在這個穴位當中。所以揉一個穴就等於揉了很多穴，因為這塊是穴位聚集的點。

俞穴就是一個通路，它直接和臟腑相通。比如腎有問題，揉俞穴後背就會酸。即使我們對人體的經絡並不熟悉，也沒關係，只要知道俞穴、募穴，就等於知道一大半。我們把最重要的兩個領頭羊抓住就可以，平常沒事的時候把手搓熱，多搓搓後腰，就是補腎。然後攢空拳，敲敲兩邊的京門穴，你看小孩一吵架都會自然兩手一叉腰，這是做什麼呢？為自己壯膽兒啊，京門穴就是壯膽的穴位。摩拳擦

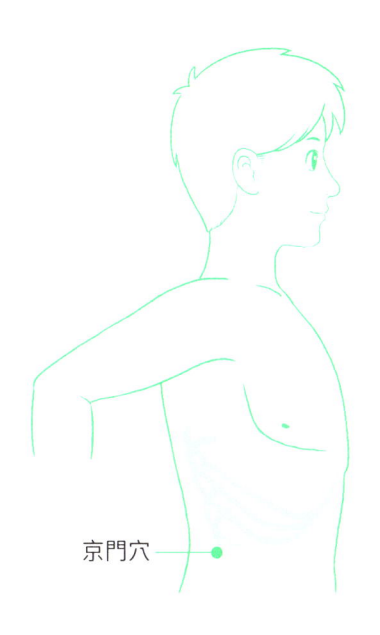

掌、捶胸頓足，都是為了增加膽量。京門穴很好找，在肋骨邊緣就是京門穴，拿拳頭一敲，膽量增加，腎氣足，也不恐懼了。

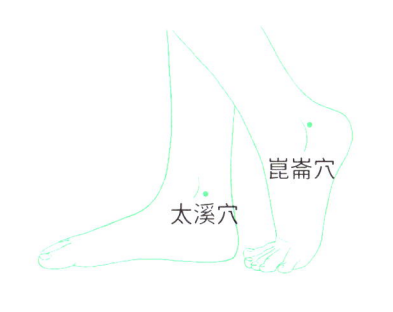

另外，腳踝外側凹處是崑崙穴，腳踝內側凹處是太溪穴。太溪穴就是腎經的原穴，這個穴通的地方比較廣，通常一揉就能直接通到嗓子眼，所以效果不錯。

養生多投入一些時間是值得的,比如稍微疲倦,有點恐懼,膽量沒那麼足的時候,不妨把手搓熱後往後背一焐,背後一熱,精氣又重新旺盛起來,就補到腎上。腎氣一旺,精神也跟著好了。

✦ 泡腳對養腎有好處嗎?

泡腳的主要目的是讓血液循環到腳上,需要說明的是,氣血熱的人並不適合泡腳。這種人一泡腳,血液一到腳上,頭就暈。最適合泡腳的人群是上熱下寒的人,上面有火,想吃冰淇淋,但腳還冰涼,就適合把上面的火引到腳上。這時候一泡腳,腳熱,上面的火也降了。

1 為什麼我們必須把膽養護好呢？

> 說到膽，許多人先想到的是自己的膽子，具體膽在什麼部位並不清楚。現在我們來瞭解如何護膽，讓其更好地在身體內發揮作用？

在醫學上，關於膽的問題爭議比較大，有人把它看得比較輕，覺得膽可有可無，有人把它看得很重。現在有一種氣質類型，稱為膽汁質。這種人熱情、直爽，精神旺盛、脾氣急躁、心境變化劇烈、易動感情、具有外傾性，好像已經超出我們現在理解的膽之功能。

中醫有句話：「凡十一臟取決於膽。」意思是說，人體其他臟腑的功能是否正常都取決於膽氣的生發。十一臟，包括：肺、大腸、胃、脾、心、小腸、膀胱、腎、心包、三焦、肝，都取決於膽。膽為「中正之官」，是幫五臟六腑做判斷。其實五臟六腑隨時都在做判斷，比如說這東西該不該吃、吃完能不能消化，這都是一種判斷，「中正」就是最合理的狀態。膽作為一個裁判官，知道哪個是最合理的狀態，所以被

稱為「中正之官」,膽的作用就是這麼重要。

　　膽作為我們人體重要的器官之一,是一把雙刃劍。比如說現在流行敲膽經比較省事,許多人都在敲。有人一敲覺得神清氣爽,能量倍增,氣血也活絡起來。可是有人一敲就睡不著覺,頭昏腦脹,肚子不舒服。所以,如果你現在能量太弱,直接調用膽功能,在身體內容易產生亂象。敲膽經最好在身體最平和的時候敲,此時敲就是護膽。總之,有人一敲睡不著覺,有人一敲打嗝不止,所以凡事需因人而異。

　　膽經的能量是很神奇的,可以視為外援之力,若覺得能量不足,護好膽能為你增加能量。但是它不好控制,所以大家必須量力而行,敲著舒服可以多敲,覺得不舒服就先停下來別敲。

2 按摩小腸經有哪些好處呢？

小腸經在哪裡？小腸經就相當於心臟的後花園，請問按摩小腸經有哪些好處呢？

小腸經很好找，就是俗話說的「蝴蝶袖」位置。這裡有一個簡單的緩解頸椎病的方法，你揉小腸經，使勁揉，有人甚至揉腫了，也把氣血揉散了，頸椎病的症狀就能有所緩解。

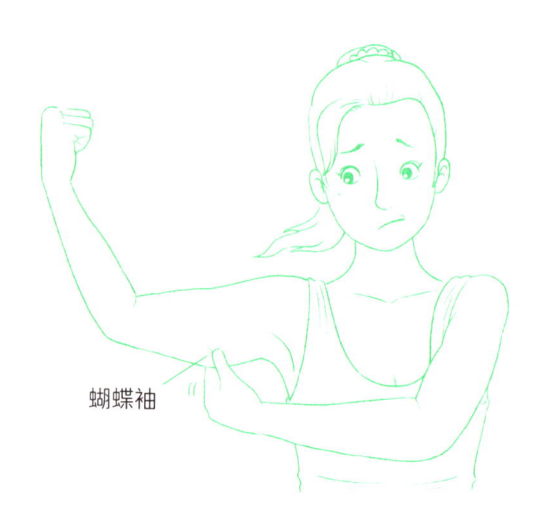

蝴蝶袖

小腸經對心臟有養護作用，小腸經就相當於心臟的後花園。因為心臟需要空間，心臟空間太窄，心臟壓力就大。為了能夠釋放心臟的空間，可以多揉揉小腸經。

　　心和小腸是互為表裡，肺和大腸互為表裡，它們都是一一對應的關係，是一個完整的系統，一個是裡屋，一個是外邊的門廳和花園。如果裡面的東西已經滿了，你再怎麼調整，也挪不出空間，得往院子裡搬。小腸經就相當於為心臟騰出空間來。

　　有味治療孩子上火的藥稱為導赤丹，赤就是紅的意思，即是心火上來。導赤丹可以把心火移到小腸上，透過解尿排出。孩子的心火好，口瘡等病也都好了。

3 便祕真的很痛苦，如何改善這個問題？

> 現在許多孩子雖然年紀小，但經常性便祕，每次大便都哭鬧不止，大人乾著急卻沒辦法，有什麼可靠的方法，能幫助孩子解決便祕問題？

孩子便祕和大人便祕一樣，都是給大腸提供動力的臟器出現問題。現在許多人習慣把問題分開處理，認為胃有問題就治胃，腸有問題就治腸，實際上腸胃是整個系統，而便祕就是整個腸胃出現問題了。

腸胃的新鮮氣血被阻住，大腸得到的動力不足，就會導致便祕。什麼是導致孩子的氣血受阻呢？一是受寒，寒凝則血滯；二是氣不舒，氣滯則血瘀。這時候通氣為先，家長可以把手搓熱後按摩孩子的上腹部，也就是胃部。如果大腸這塊有便祕的問題，揉撫的範圍就大一點，以順時針方向揉，怎麼舒服就怎麼揉。這時候孩子一般不會有什麼壞情緒，因為非常舒服。大人幫著揉一揉，再讓孩子跪膝，氣血往下引，大便自然就下來了。

還有一個解決便祕的好方法，就是讓孩子跪著玩，或者是蹲著玩。比如蹲著玩沙土、玩玩具，玩一會兒就有便意，這是最自然的通便方法。

✦ 便祕是由於大腸沒有發揮本身作用嗎？

便祕不是大便多或是乾的就好，有人是沒勁而拉不出來；有人是起床就得大便，晚一會兒，可能就拉不出來了，這說明是有不同的臟腑控制大腸的動力。比如說早上七八點的時候，胃的動力正好，排便更順暢。到十二點的時候到心經所主，假如有人心臟本來就弱，他此時就沒有力氣大便。晚上七八點心包經所主，如果有人心血管不是特別暢通，這時候大便可能也費力，蹲半天也出不來。

由此可見，五臟都能控制大腸的動力，每個人有自己的生理時鐘，每個人有自己氣血旺盛的地方。不能說便祕就是大腸的事，實際上大腸只是一個通道而已。

4　改善便祕，推腹方式真的有效嗎？

> 聽說推腹對改善便祕有很好的效果，就堅持推腹一兩個月，但是效果不明顯，是方法不對，還是其他原因？

實際上許多人不知道為什麼要推腹，就去推腹了。就像我們肚子脹，本能地就想往下推推，或者敲打敲打。尤其是便祕的時候，肚子肯定不舒服，就願意往下推推，好像人為地幫著往下趕一趕就能拉出來似的，它是一個本能的動作。但是推腹要推到點上才有效，不是聽人說推這個管用，就盲目地去推。推不到點上，就是推八百下也沒用。

推腹，推的是裡面三個髒東西：濁氣、濁水，還有便祕的「宿便」。「宿便」，它不是一個正經的醫學名詞，但是意思形容得很到位，就是很久沒有拉出來的糞便。比如我們昨天吃的食物，經過腸道的吸收消化後今天就會拉出來，但若是一個星期前吃的食物都還沒有拉乾淨，又吃了一大碗飯，結果就拉了一點點，久而久之，肯定有「宿便」儲存在體內。

身體內長期有宿便存在,而且這宿便占據腸道。腸道是靠兩邊的褶皺收縮,將大便往下推的。如果腸道裡面的空間都被已經有的大便占據,腸道就收縮不了,便祕就會越來越嚴重。而且便祕不是一天形成的,比如說一個人便祕十年,推腹三星期就想把體質改變,這是不可能的事情。實際上,改變比形成還慢。這裡面有個信心的問題,就是你信心是否足,是否真的相信這管用,十年形成的東西希望它一個星期能見效,幾乎不可能。好像堵車堵了十公里,現在開始鬆動了,車輛開始一點點移動,可是堵了那麼遠的路,不是五分鐘就能全部通過,你要有個客觀的認知。

所以養生首先需有信心,要勇於去做,其次是肯下功夫,功夫要到位,十年形成的體質不是說非得推十年才見效,起碼堅持三五個月以上再看結果。一個月是起點,而且推腹一定要推到位,不能只是在表面的皮膚上不痛不癢地推幾下,就覺得完事了。

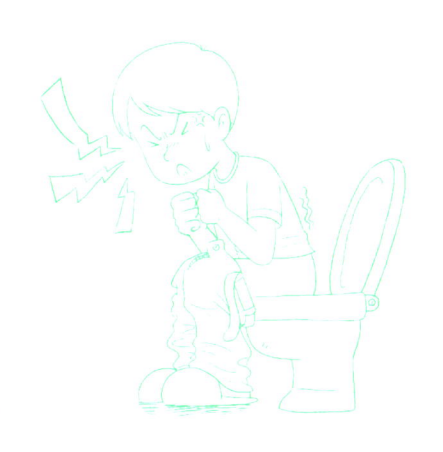

許多人在推腹的時候比較掙扎，不知道應該推多少下才合適。其實推多少下沒有具體的數量規定，一切因人而異。推腹其實推的是一種感覺，推到感覺到位，肚子舒服了，那麼推十下和推一百下是相同的。有時候肚子特別脹，一推打一個嗝，覺得有感覺了，舒服一些，再使勁推放一個屁，就更舒服了，這就是效果。還有人推腹的時候在腹部畫乾坤圈（神話人物哪吒的法器之一），右邊三十圈，左邊三十圈，這就完全變成了一種遊戲，屬於走形式，走樣子，與推腹本身沒什麼關係。

　　我們推就推到實點上，落到實處，我們推的是三濁。第一個必須先把氣推活了，先打嗝放屁，這是效果。你會發現就和下雨似，先打雷後下雨，大便之前先放兩個屁。如果氣都堵在裡面，大便就下不來。氣滯才血瘀，氣如果活起來，血液就過去了。血液有動力，就會推著腸道一點點蠕動，一點一點收縮，大便就往下走了。雖然開始的時候有點慢，但是只要你有一次推腹成功的經驗，它就會變成一種記憶，然後你就順著記憶中的感覺天天做，越做信心越足，越做越上癮，這就能有效改善便祕。

　　不是推腹不管用，而是需要時間，也需要知道推什麼。所以這裡面有兩個祕訣：第一個是知道推什麼，推三濁；第二個是堅持，假以時日必然成功。

5 排尿困難，或者排尿不乾淨，怎麼辦？

老年人或多或少都經歷過排尿困難或者是排不乾淨的困擾，當然也有不少年輕人會出現這樣的問題，這是動力不足的問題嗎？

人只有血液在全身進行大循環才是健康的，許多人到了一定年齡，血液循環到小腿就下不去，導致小腿靜脈曲張，因為血液無法回流，只能堆積在小腿上。排尿的時候排不乾淨或者排無力，就是因為上邊氣血沒有那麼大的衝擊力，尿道萎縮變窄了，導致排尿困難。如果氣血很足，有衝擊力，尿就撒得很痛快。所以為了我們的身體健康，一定要學會引血下行。

為什麼老年人更容易頭重腳輕，步履蹣跚？隨著身體的逐漸衰老，腿上氣血不足，走路就容易晃，想要保持血液充沛，就要讓血先到肚子上，所以要多推腹，把濁氣、濁水、宿便排出去，然後把新鮮血液引到肚子上。

為什麼要跪膝？就是把血引到膝蓋上。金雞獨立就是把血液引到腳上。實際上，我只是用推腹、跪膝、金雞獨立這三個動作來標識三個節點，你也不見得非得跪膝、金雞獨立才能引血下行。而且所謂的推腹，不見得非得去做推腹的動作，比如吃蘿蔔通氣了，也算推腹。做仰臥起坐了，也算推腹。所以不是只有手往下推才稱為推腹，只要腹部的運動加強了，就稱為推腹，把血液引到心臟上，然後把新鮮血液引到腳上，人總是保持一個正常的大循環，就不會有問題。

　　如果沒有大循環，這血到肚子就下不去了，這時候不管是大便還是小便，都容易有問題。如果氣血沒力量，這等於是漏，尿是漏出去，不是撒出去，大便是滑出去，不是拉出去。因為它沒有力量，沒有收縮的功能，完全是憑自己走。所以有的老年人很容易便祕，動不動就是幾天才大便一次，而且量也不多，實際上就是氣血不夠衝擊大腸。

　　需要提醒的是，所有的養生方法，首先要注意安全第一，不管是跪膝、金雞獨立還是蹲著走，都要量力而行，不可太著急，否則急而無功，反而會出現問題。

6 習慣憋尿，老了之後會出現大小便失禁嗎？

> 冬季的時候許多人懶得起床，即使被尿憋醒了也不想離開被窩，如果長期保持憋尿習慣，會不會到老了，出現大小便失禁的情況？膀胱的收縮功能是不是就降低呢？

習慣性憋尿對身體是絕對沒有好處，就像彈簧一樣，彈簧用的時候為它拉開，不用了立刻就收回來，這是一種養護。彈簧不能經常拉開一半，既沒有完全收縮，也沒有完全伸張。這樣做的後果就是，最後它不能縮，也不能張開，處於半鬆半緊的狀態。

膀胱也一樣，它本來是該緊的時候會變得很緊，充盈的時候很充盈，現在總是充盈，再縮的時候就縮不到那麼小。所以不建議大家養成憋尿的習慣，這樣肯定對身體不好。

7 如何讓膀胱經在人體內發揮更大的作用？

說到膀胱經就想到排尿，那麼膀胱經在人體內發揮著什麼作用，如何讓其在人體內將作用發揮到最大呢？

　　膀胱經是連接和主導膀胱部位的一根神經，它從頭到足貫穿人體。在人體背部有著連接五臟六腑的俞穴，這些俞穴是五臟六腑映射到膀胱經上的排毒通道，也就是說，無論你身體有什麼問題什麼毛病，只要疏通膀胱經，就可以得到一定的緩解。

　　膀胱經是抵禦風寒的重要屏障，若這條經絡通暢，外寒難以入侵，內毒及時排出，身體自然就不容易生病。所以我們一定要打通膀胱經，讓更多的氣血流入這條經絡。

　　現代社會，不管是老年人還是年輕人，由於工作或生活習慣，腰背疼者很多，本著「通則不痛」的原則，推動膀胱經，可以緩解背部疼痛或僵硬。

　　注重養生的人可能比較熟悉，通常拔罐或刮痧最多的地

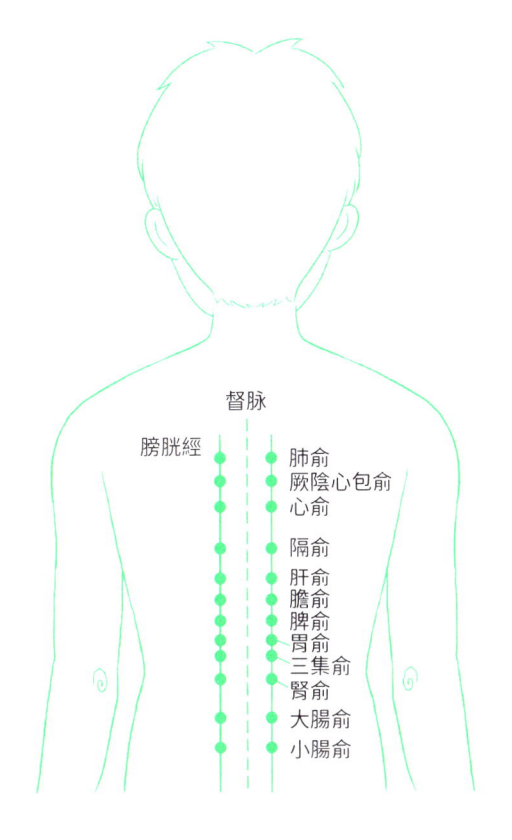

督脉
膀胱經
肺俞
厥陰心包俞
心俞
隔俞
肝俞
膽俞
脾俞
胃俞
三集俞
腎俞
大腸俞
小腸俞

方就是背部，因為後背是膀胱經主要循行的部位。可以說，身體的大部分疾病，都和膀胱經有直接或間接的關係。它就像家裡的下水道，如果下水道不通，日常生活都會受影響。

我們不需要知道膀胱經的諸多功能，只要瞭解它最主要的兩個功能即可，一是在後背上，為了抵禦風寒的；二是老年人如果擔心前列腺有問題，或者膀胱的功能弱了，解尿不順暢，平常可以多用拳頭敲打肚臍以下的部位，這裡有個穴位稱為中極，就是膀胱經的募穴，敲中極有利於排尿。

8 為什麼「三焦」是人體元氣和水液的通道？

> 我們經常聽到醫生說「三焦」是人體元氣和水液的通道，三焦真的如此重要嗎？它是如何在人體內工作？

　　三焦問題是歷代醫家爭論的焦點，對於普通人，如果你連經絡都沒有弄清楚，再去探究三焦到底是什麼，則沒有太大意義，因為它本身就眾說紛紜。

　　《黃帝內經》曰：「三焦，主氣所生病。」人體的氣包括：臟腑氣、經絡氣、呼吸氣、營衛氣等。三焦主持諸氣，是指三焦和各臟腑、經絡、組織器官的生理活動都有密切關係。三焦之所以能主氣，主要是源於元氣，但三焦並不是元氣本身。元氣根源於下焦，發源於腎，由先天之精所化。元氣運行，只有借助於三焦之通道，才能布散、通達全身，從而激發、推動各個臟腑組織器官的功能活動，因而三焦達到主持諸氣的作用。如果氣在這兒被截住，氣就不順，這個水液也出不去。所以必須先把氣調順，沒事的時候可以敲打一

心肺　　上焦

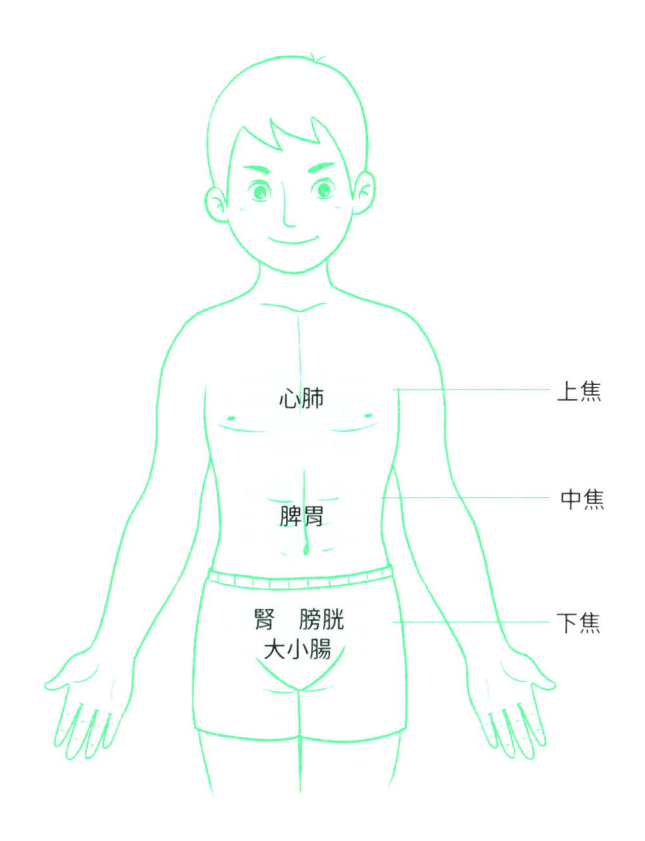

脾胃　　中焦

腎　膀胱
大小腸　　下焦

下三焦經。

　　《黃帝內經》關於三焦是這樣描述：「三焦者，決瀆之官，水道出焉。」說明三焦是人體水液運行的主要通道。「決瀆」指把體內的髒東西排出去，就是把濁水放出去。「水道出焉」，指它有利於排尿。

　　三焦是氣的升降出入通道，為什麼又是水的通道呢？因

為我們體內的水液不僅有水的形態，還有水的氣化，水和氣並非各自獨立而行，獨自而化，而是互相融合成若霧露狀而發揮功能。上焦如霧，就是下焦的水被氣化上升到心肺，與水谷精氣融合而成霧，再透過三焦通道布滿全身。所以氣升降出入的通道與氣化的場所，必然也是水液升降出入的通道與氣化的場所，氣行則水行。

　　我們還可以把三焦想像成身體的房子，一個三層的別墅，人身體的經絡、血液循環系統、淋巴系統、五臟六腑都居住在這個房子裡。所以這個房子必須乾淨整齊，環境要安靜優美為佳。

9　經絡的實證和感覺，比推理和揣測更重要？

> 您多次強調經絡的實證和感覺，比推理和揣測更重要。為什麼這樣說？其中的緣由是什麼？

我在講任何東西的時候，不習慣用邏輯思維來分析。比如若有人問我為什麼這樣？我通常會這樣說：「你敲了以後，就知道為什麼會這樣了。」如果純粹講理論而不去實踐，你沒有任何感覺，只是得到一個理念。

我為大家分享的東西，就像剛蒸出來的饅頭，是我親自和麵，親自蒸出來的東西。如果只告訴你作用，你會不斷地追根究柢為什麼有這個作用。實際上，本書中講的許多內容都是我實踐印證過，不會只講理論而不實踐，然後和你說書裡說的是這樣，我們再分析分析，這樣的話就只是一種揣測。

對於經絡的實證和感覺，比推理和揣測更重要，而且更能得到真實的東西。所以即使我不知道哪條經，但知道按摩這個經絡的感覺，這時候你就抓住經絡的實質和靈魂。

如果說，我知道這些經絡的走向，而且也分析得條條是

道，它是怎麼樣的，書本上是怎麼講的，但我在身體上不知道怎麼實踐，沒有感覺，這個經絡學完以後等於沒學一樣。我們學的是一張地圖，到了真正路面上的時候，你還是不知道怎麼走，所以學的時候，不妨少問點為什麼、多去實踐，然後身體會告訴你為什麼會是這樣。

也就是說，可能有時候我們不見得瞭解經絡背後的原理，但是並不妨礙我們把身體變好，如果後面結合實踐再去學習的話，印象會更深刻。

10 經絡靠按、穴位靠敲，會把五臟六腑敲壞嗎？

> 有人提到「經絡靠按、穴位靠敲」，人體的五臟六腑都是比較脆弱，會不會在敲打穴位的時候，把五臟六腑敲壞呢？

實際上，只要不是八九十歲的老年人，人的筋骨各方面都比較結實。如果有人敲穴位把身體敲壞了，實際上不敲也壞，裡面都脆了、酥了。而且你會發現，五臟六腑外面不僅有保護的隔膜、肌肉、肋骨，而且更重要的東西越是藏在裡面。

你看手掌在外面，天天使用也沒有天天損傷，那些保護在深層的臟器，你天天敲兩下就壞了，不就需要天天去住院？人只有經歷風雨才能變得更加堅強，才不懼怕一切艱難困苦，如果把自己當成一個易碎的花瓶，時時小心謹慎，越小心謹慎越容易受傷。現實生活中，沒有幾個自己按摩穴位或是敲打穴位，而把自己打斷骨折的，那得多大的手勁啊！若是真的有那麼大手勁，練成鐵砂掌，內力這麼強也不用按摩了。

養生，安全第一，別急功近利，別想一口吃成胖子，沒練兩天就立刻想看到成效。要量體裁衣，量力而行，根據自己的感覺，怎麼舒服怎麼來。比如撓癢癢（用手搔人癢處，逗人笑的動作），沒有誰會手勁大到把自己的肉抓下來，或是拉筋的時候，把骨頭拉斷了，可以這麼拼命的人直接成為武林高手。你會發現自己握拳，握的是空拳，你打自己兩下都沒感覺，想使點勁都使不上勁，而且還沒打兩下，手就酸了。

推腹對人體好，但是許多人推幾下就不想推、手酸了。所以不要還沒做，就擔心一大堆問題，好多事情只有做了才知道好不好、有沒有效果。

經絡和穴位是身體的保護神，也是我們的親朋好友，想幫助我們還來不及，怎麼會來搗亂呢？一使勁骨頭就折了，這種想法是杞人憂天、庸人自擾。但是，也有一部分人天生膽小，膽小的人就量力而行，安全第一，循序漸進，見好就收。還有一部分人是非得拍得自己疼得齜牙咧嘴，才覺得有效果，這只能是自作自受啊！

Chapter 5

心理平衡，
決定著身體健康

怒傷肝、喜傷心、思傷脾、憂傷肺、恐傷腎，建立良好心理及情緒環境，經常保持愉悅的心情，有利於我們維持健康的體魄。

1 心情壓抑導致舊病復發，怎麼調整身心？

> 有一位女性朋友由於工作原因被派到國外去，因為疫情已一年多沒有見著孩子，心情比較壓抑，身體就出現許多的反應。她本身有甲狀腺亢進，後來更嚴重，有半年多沒有來月經。國外疫情依然很嚴重，她想出去玩也不太方便，能否透過一些經絡調理的方法，幫她改善身體和心理的狀態呢？

為人父母，孩子是最大的牽掛。隨著國外疫情狀況依然嚴重，許多景區也處於關閉或限流狀態。這位女性朋友身在國外，孩子又不在身邊，想念孩子，擔心孩子是再正常不過的事情。《黃帝內經》在談夏季養生時，有一句話講到「使氣得泄，若所愛在外」，用在這位女性身上，就是將體內鬱結之氣排泄出來，開胸順氣。

具體來說，就是氣之匯穴即膻中穴，所有的氣都在這兒匯聚，「使氣得泄」就是使氣能夠排出去。如果氣都聚在膻中穴，人就覺得憋悶，就會得甲狀腺亢進，這是「氣有餘則生

火」。所以平常要多敲膻中穴，把氣消散掉。膻中穴一敲，有人打嗝、有人打哈欠、有人咳嗽幾聲，實際就是把裡面的氣散出去。氣散之後心胸就寬，人也變得舒暢。

還有一個地方稱為陽陵泉穴，在膝蓋外側。陽陵泉是化解長期鬱結之氣的一個重要穴位，能調理肝脾、肝胃。沒事就用拳頭敲打陽陵泉穴，或者找個硬的東西，比如說原子筆頭點一點、揉一揉，如果會按摩，可以用大拇指在陽陵泉穴附近揉揉。陽陵泉穴附近有一根筋直接通到腳外側，把經絡揉通，氣就會逐漸消掉。這樣揉完以後，可能當時就會打嗝，過一會兒就應該放屁，尤其在夜裡睡覺的時候，不知不覺地放了好多屁，氣一通，心結就打開了。

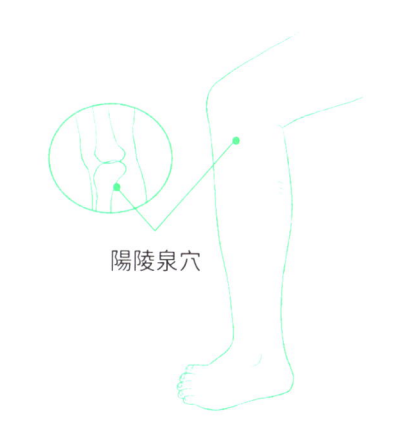

陽陵泉穴

好多時候是這樣，精神和身體是前後兩個門，有的前門堵死，比如精神這個結解不開，可以從生理方面尋求解決方法。如果生理這扇門打不開、精神這扇門能打開，可用一些善言善語勸說對方。有好多人願意聽人勸，一勸立刻心情就好，這樣的人可以多勸勸。有人不聽勸，但是你幫助他把身體上的病痛去除，他的心情也能變好。

所以精神和身體是手掌的正反面,也就是前後的門,我們從那扇輕輕遮掩的門進去,也就是說那兒能夠作為一個切入點。那兒能讓我們開心,無論是改善身體能讓人開心,還是一些話語、一些關愛能讓人開心,我們就從那裡進。「抒其所欲發,勿強開其所弊。」這個人不願意聽別人勸說,你就別非得勸說他不可。這時候可能無聲勝有聲,你的一些實際舉動,可能更容易讓他感動,更能幫他化解。而有些人就是心無定見,他願意別人多為他指導,這時候你可以話說得多一點。所以有人需要鼓勵,有人需要自己化解,每個人都是不一樣的個體。

養生是各從其欲,皆得所願,就是氣從以順。《黃帝內經》說:「使氣得泄,若所愛在外。」就是告訴我們,把想說的都表達出來,把想抒發的氣都疏散出來,人就沒有病了。實際上不僅是夏天養生,任何季節養生都要「開心」。人開心就沒病,不開心就百病叢生。

女性朋友既想陪在孩子身邊,又想保住國外的工作,就像同時擁有魚和熊掌,這本身就是很難兼得的事情。人生不如意事十之八九,為生活所迫做一些犧牲是人生常態。這時候不妨轉變一下想法,不要總站在不好的地方想問題。與其整天自怨自艾、想東想西,不如趁這段時間做一些自己想做的事。「若所愛在外」,孩子是一個出口,做自己喜歡的事

情也是一個出口。如果喜歡工作，就全身心投入工作；如果有其他業餘愛好，比如打球、游泳、練瑜伽等，你可以多做與業餘愛好相關的事，這也是一個出口。

找到自己愛的點，把它表達出來就是養生。夏天一定是抒發的過程，要「若所愛在外」；而秋天，則要往裡收；到了冬天，就「若存若匿」，不出來了。可見，我們要順應時令來養生。所以應該做什麼事的時候就做什麼事即可，而且當作力量的儲備，全力以赴地去做，日後一定可以開花結果。

有一個禪宗小故事，說的是一位老婆婆天天在馬路上哭，晴天哭、雨天也哭。人們很納悶問她：「是什麼情況？」老婆婆說：「我二女兒是賣斗笠的，晴天不下雨，沒人買她的斗笠，所以她就沒收入，我就為她哭。我大女兒是賣扇子的，下雨的時候沒人買扇子，所以我也為她著急。」人們一聽，原來是這個原因，就勸她：「你不用這麼著急，晴天的時候你去大女兒家看看，生意肯定興隆。雨天的時候，你去二女兒家看看，她那兒也是忙得不可開交，她們都在賺錢，你們家雨天賺錢、晴天也賺錢，你應該開心才是啊！」老太太念頭一轉，從「哭婆婆」變成「笑婆婆」，整天笑哈哈的。有時候就是一念轉變，一念鮮花，一念枯草，完全看自己。

2 「所愛在外」，具體怎麼追求和實現呢？

> 許多人的生活壓力都比較大，工作也比較忙，有時候不知道自己到底喜歡什麼，但內心又特別渴望去追求喜歡的東西。這種情況很像廣泛流行的一句養生語「所愛在外」。那麼「所愛在外」，具體需如何實現呢？

首先來講，「所愛在外」的原則就是如何讓自己開心地生活。有時候我們覺得想要真正的開心很難，許多東西壓在心底，根本開心不起來。

正如《黃帝內經》所講「心者，生之本，神之變也。」它是藏神的，人的神主導著人的心，人之所以不開心，是有東西蒙住了心。從中醫角度來講，這個東西就是痰，痰蒙心竅。所以想要開心就要先開竅，想要開竅就要先化痰。痰和心不僅有直接關係，而且關係特別密切。比如臨終前的一些老年人，嘴裡含糊不清，一口氣上不來就走了，其實就是痰堵住氣道。可見，痰和人的生命有關係，痰積得多，心就被堵

死，人的生命也就快終結，所以在早期一定要把心竅打開。

　　身體五臟當中各有不同的痰，有食積之痰、寒濕之痰、氣鬱之痰，還有燥火之痰。有人總吃油膩的東西，就容易生食積之痰；有人總吃寒涼的東西，就容易生寒濕之痰（稀薄的、淡的、白的）。還有的是氣鬱之痰，比如說嗓子裡總覺得好像有東西堵著，但要咳卻又什麼也咳不出來，這是一種無形的痰。還有人身上長各種類似脂肪瘤似的疙瘩，這些都是氣鬱之痰。這些痰最後堵塞在心竅，讓人不開心。

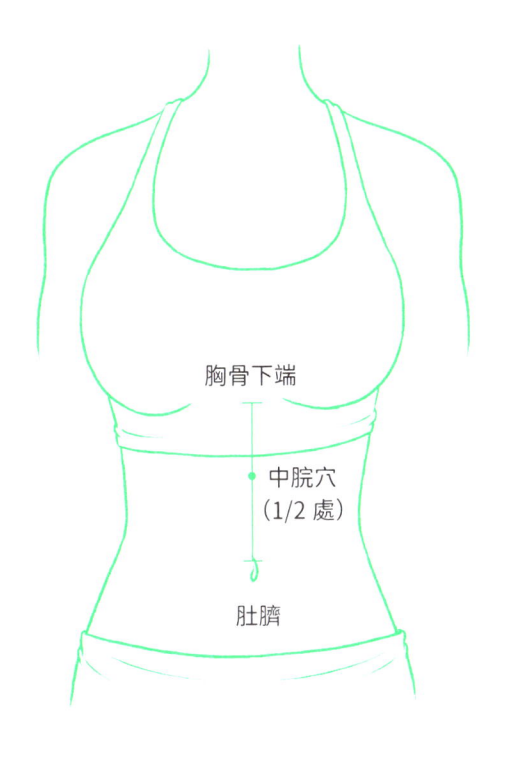

胸骨下端

中脘穴
（1/2 處）

肚臍

我們能做的就是把痰化掉，比如說有食積之痰，沒事吃點大山楂丸，揉揉足三里穴，艾灸一下中脘穴，心竅就開了。把這些痰去掉以後，自己就舒服了。這些方法簡單，易於操作，若是每天都做，日積月累，必定大有收穫。

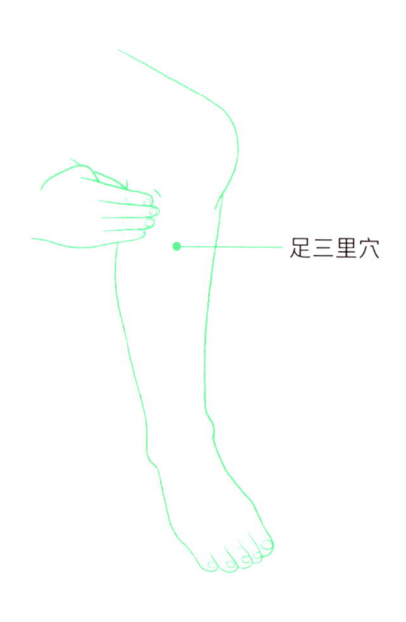

足三里穴

3　理性和感性的衝突，有什麼方法實現平衡？

> 我喜歡養生，也看了不少養生方面的書籍。個人覺得養生最大的障礙就是自己內心的衝突，尤其是理性和感性之間的衝突，請問有什麼方法實現理性和感性的平衡呢？

很多時候，人們習慣於把理性和感性對立起來看，好像理性就不能感性，感性就無法理性。實際上理性和感性都是身體裡產生的東西，本身是可以互相協調。身體五臟是各有天賦，比如說肺是管理智，肝是管感情。肝臟、肺臟本身弱的話，它們容易產生衝突而不協調。如果我們把肝臟和肺臟調理好，它們就會和平有序運行，我們生命才能保持健康。

當我們知道哪個臟主什麼，就可以著重補我們的弱點，練一練。從外部環境看，我們要揚長避短，不拿自己的短處和別人的長處比較。從自身來講，修復的時候，要取長補短，把我們身體弱的地方趕緊補好，讓它逐漸強大起來。理智過強，一般是肺氣旺；感性太多，可能是肝氣太旺了。

有人希望自己感性多一點，不希望太過理性。比如本來覺得自己很理性，但是覺得過於理性好像情商差點，因為好多東西需要感性來化解，光用說理是說不通。尤其對於孩子而言，你向他講道理不一定都能講得通，但你和他講感情，他十有八九會感動。當我們知道針對某一個人或者某一件事情，到底是理性有用還是感性有用之後，我們就能「對症下藥」，然後順勢而為。

　　調肝理肺也是如此，有時候感覺是理性在影響著我們的肝臟和肺臟，其實也可能是感性；反之，也成立。有時候由於內心的情緒作用，使得我們的生理功能出現紊亂。此刻，不妨調肝理肺，這樣我們的生理功能好，心情也變得舒暢。

　　很多時候，精神方面的問題直接透過精神改變是行不通；身體方面的問題直接透過改變身體也是行不通。此刻，身體方面的問題也許需要改變精神來實現；精神上的問題也許需要改變身體來實現。這就是我們經常說的頭痛醫腳，甚至更多時候需要雙管齊下，互相協調，才能達到最終的效果。

　　同樣道理，想要理性一點，不妨先從調整自己的感性開始；想要感性一點，不妨先從調整自己的理性入手；想要讓理性和感性平衡，不妨讓理性和感性互相協調，在前進或後退中達到平衡。

4 情緒與病症是如何產生因果反應？

> 有人說身體和情緒是相呼應，如果一個人的身體狀態不好，可能他的情緒也會受到影響；如果是情緒不好的時候，他的身體也會有相應的反應。那麼情緒與病症是如何產生因果反應？

這個問題提得非常好，比如一個人胃疼，是長期生悶氣所造成。是先治胃、先別生氣，還是先脫離這個環境？有一句話：「急則治其標，緩則治其本。」意思是說，在病厲害的時候先緩解其症狀，穩定症狀後再治根源。

當下胃疼，應該先解決胃疼的問題，而不是勸其別生氣或是採用其他措施。身上有刺痛，一定要先解決刺痛，刺痛是現在立刻要解決的痛，隱痛的時候可以緩一緩，慢慢解決它，因為它表現得並不強烈。身體有自己的訴求，有輕重緩急，有時是吶喊、有時是小聲嘀咕，你得多聽聽身體的聲音。

頭痛時隱時現，這會兒沒疼，可能一會兒就疼了，你可以借助這個時隱時現的空閒機會，疏導一下情緒，或許下次

就不疼了。身體會告訴我們什麼是立刻需要解決的問題，當下的痛苦一定要當下解決。

5 如何平衡自己內心與教育孩子的衝突？

> 現在的家長都很重視教育，一方面批評孩子時希望他們能夠認真學習，另一方面又因為批評孩子導致自己內心過意不去，這種衝突往往讓家長很痛苦。應該如何平衡內心與教育孩子的衝突呢？

這個問題很普遍，應該是大部分家庭都出現過的問題。不光是對孩子這樣，就是在處理自己一些事情的時候，心裡也是很糾結，此刻應該怎麼做、要不要做⋯⋯。如果糾結的心態不改變，只要一遇到問題，就會讓自己陷入衝突中，所以改變心態很重要。

許多人相信這句話：「命運掌握在自己手裡。」覺得只要自己努力，就一定可以怎麼樣。實際上真是如此嗎？教育孩子讀書的時候，你覺得自己說得都對，覺得孩子不認真學習就是不理解你的用心良苦，但實際上那些話對孩子基本上沒什麼影響。父母在做父母的事情，孩子在做孩子的事，雖然都存在於同一個空間，但你和他說話好像對空氣說話一樣，

孩子聽不懂，所以有時候你用力也是白用力，但是用完力以後，你不知道這種方式對不對，反而讓自己內心糾結。

其實你這一拳根本沒有打在孩子身上，而是打在自己身上。你在糾結是不是用力過猛，或是對孩子太放任自由，其實孩子的感受和我們的感受不太一樣，有時候你真的罵他，或者是打他，他反而會產生一種有人管教自己的親切感，反而不會恨你。有時候你寵他，他反而會覺得你很討厭。這種情況在現實生活中很多，比如爺爺奶奶經常寵孩子，可是孩子對爺爺奶奶又罵又打。有時候父母對他稍微嚴厲一點，他反而與父母更親近。但是這個不是絕對的，一是因人而異，二是本身這個世界就不是你想怎麼改變就怎麼改變的，所以不用糾結這點。不妨用這句話來勸慰自己：「兒孫自有兒孫福，不為兒孫做馬牛。」

許多家長在教育孩子的時候，沒有將孩子教育成功，反而將自己氣得夠嗆，這樣完全沒有必要。只想憑著我們的意志力或者觀念就能把孩子改變了，這是不現實的。

我們對待事物有兩個方面，一是變數、一是常量。常量是自己能控制，只做好自己可以控制的部分；還有一個是變數，這部分不是我們所能控制。父母之所以痛苦，就是過於關注自己無法控制的那部分。比如有父母覺得「我今天多說一句話，可能就好一點」，實際上你就是多說八句，孩子未

必就能夠聽進去。好多事情我們要懂得順其自然，過於苛責只會讓人心力交瘁。天不言自高，地不言自厚，人不言自能，水不言自流，不是說我們憑著意志力就能改變，所以不必太糾結。

　　總之，想要和孩子不起衝突，父母除了有正確的管教方法之外，關鍵還得調整好自己的心態。我們要接受孩子的不完美，如果過於追求完美，每次考試都要求孩子考 100 分，那麼父母的痛苦是無止境。孩子數學不好，但繪畫很棒；孩子英語不好，但語文很棒⋯⋯，我們既要看到孩子的優點，也需要接受孩子的缺點，不必對孩子過於苛責，只有這樣，你才能減少與孩子之間的衝突。

6　男人到了不惑之年，到底該不該服老？

> 四十歲之前，許多人不管晚上加班到多晚，第二天上班幾乎都能打起精神；四十歲之後，即使不熬夜，也常常覺得力不從心。晚上想看看書，到了十一二點就覺得好睏。請問男人四十歲到底該不該服老呢？

人到了一定歲數以後，身體就進入功能停滯期，甚至身體機能會走下坡路。雖然許多人不服老，但現實是不服不行。生命的逐漸老去是自然規律，我們無法改變，但可以透過各種方法讓這個過程變緩一些，或者延遲一些。

《黃帝內經》中記載男性養生的內容：「五八，腎氣衰，髮墮齒槁。」就是說男人到了四十歲這個年齡，頭上開始掉髮，牙齒開始鬆動，這時候人的身體有點衰弱。腎主精，精神不足，想做什麼事都沒有動力。人到了一定年齡應該服老，因為服老意謂著你接受一些事情是自己做不到的，能節省一些氣力；如果不服老，就會頂著往上做，實際上是在損耗氣力。

任脈

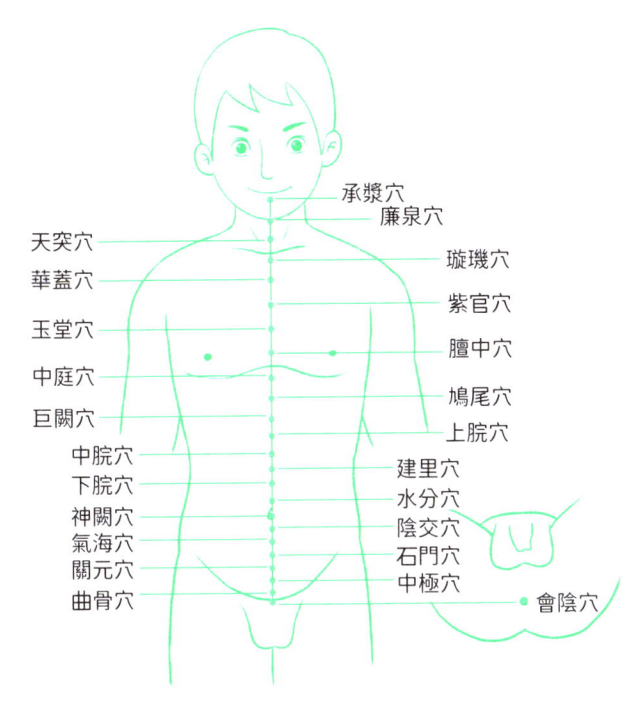

承漿穴
廉泉穴
天突穴
璇璣穴
華蓋穴
紫宮穴
玉堂穴
膻中穴
中庭穴
鳩尾穴
巨闕穴
上脘穴
中脘穴
建里穴
下脘穴
水分穴
神闕穴
陰交穴
氣海穴
石門穴
關元穴
中極穴
曲骨穴
會陰穴

　　四十歲應該如何養生呢？

　　第一、別耗費氣血。《道德經》中寫道：「治人事天莫若嗇」，意思是個人修養和治理天下好比收割莊稼。這句話用在養生上，就是要珍惜氣血，這個「嗇」實際上是一個象形字，上面一個麥穗，下面是一個倉庫。「回」字是一個糧倉，就是顆粒歸倉，不要有損耗。它的養生方法，就是把你現在產生的氣血趕緊收起來，別再往外耗散。「是謂早服」，這個服不是說服老，而是服道，遵從道，就是遵守自然規律。遵從道比服老有效，服老只能是順其自然越來越老。你要遵

從道，就可以得到道的幫助，等同於道者，道亦樂得之。你和道相符，道就是你的能量。

第二、守住任脈。任脈管著五臟六腑，任務繁重，任脈上有好多穴位，像膻中穴、中庭穴、中脘穴等。如何守住任脈呢？可以對任脈進行敲打、推按、揉摸、艾灸等。任脈通暢以後，各個臟腑的機能就能被激發起來。如此一來，在一定程度上可以延緩衰老。

第三、懂得封藏種子之道。許多人雖然身體已經衰老，但心不老，總認為自己還年輕，依然隨意揮霍，不考慮未來，就像只管吃飯，卻不管「糧食」從哪裡來。我在前面講過「糧食」源於「種子」，「種子」源於腎。如果不懂得封藏之道，不懂得保留「種子」，最終只能坐吃山空。所以養生到最後就是養「種子」。「種子」哪裡來？從眾多的「糧食」中把好的篩選出來，存起來，當作「種子」。「種子」放在哪兒？封藏就是封起來，藏起來，不用它。你看似不用它，實際不用正是大用。國之利器不可示於人，魚不可脫於淵，根本在於淵。魚出來活動行，但是不能跳出河來活動，否則就脫離淵了。所以你得留本，自己得有儲藏的能量。可見，四十歲以後，如果不留本，把本都拿出來花了，花得越快越早，你身體透支越嚴重。所以我們要懂得封藏之道，還得勤鍛鍊身體，強健身體是留住本的前提。

7 女性出現心理問題，需要如何好好的化解？

> 現在需要心理疏導的女性越來越多，為什麼會出現這種情況呢？女性出現心理問題，應該如何化解？

女人一般重情，感情較容易出現問題，許多病是因為情感被壓抑，導致未及時疏解才變成大病。所以女人就診時，醫生都會開逍遙散之類的藥物，目的是疏肝解鬱。大部分追星的人都知道明星距離自己很遙遠，即使能看到、聽到，也僅限於此，很難與明星有交集，但大家還是追得不亦樂乎，因為在追星的過程中體驗到樂趣，追星本身就是「使氣得泄，若所愛在外。」若人的欲望被壓制，他不僅得到生理上的病，也會得精神上的病。

有一個經濟學理論稱為口紅指數（又稱口紅效應），最早是由雅詩蘭黛的前總裁李奧納多・蘭黛（Leonard A. Lauder）提出的，經濟不景氣的時候，口紅的銷量會提高；經濟好的時候，口紅的銷量會降低。之所以會這樣，與大眾的消費心理有關。經濟不好的時候，大家努力工作也不見得有

很好的結果，心中不舒暢，許多人特別是女士，就會透過購物的方式來排遣抑鬱。而口紅這種東西價格不貴，用起來效果不錯，就會成為宣洩情緒一個很好的管道。其實追星也一樣，它也是排遣內心壓抑的一個通道。人必須找一個通道，把裡面壓抑的東西理順，在某些方面也算是梳理五臟。有的女性不開心，就去美甲店美甲，這也是一種排除心中抑鬱的管道。甲為筋之餘，肝主筋，所以和肝是相通。美甲的過程，就是疏肝解鬱的過程。看似無聯繫的事物，實際上是相通。我們可以摸到自己的指甲，卻不能摸到自己的肝，但是我們可以把指甲美容一下，好像對肝也是一種安撫。

人就怕壓抑，內心壓抑或者有不滿足時，有好多朋友就會購物，透過購物達到另一種滿足來填補內心的不滿足。還有就是吃各種零食、甜食、油膩的東西等，猛吃一頓，在潛意識裡，滿足食欲就能安慰自己，提供一種安全感。自我安慰是非常好，對身體而言，達到一種慰藉的作用。有人說東西吃多會肥胖，它產生了一個負面的結果。但是如果為了不讓他肥胖，你把這些東西剝奪掉，他精神上就會出現大問題。所以比起精神上的大問題，長點脂肪相對來講倒是小問題。我們不能光看外表，這背後有精神的因素在裡面，精神問題沒有得到解決，必然要靠食物來填充，食物填充不是為了滿足腸胃，而是為了滿足內心。

8　女性應該如何平衡工作與家庭之間的關係？

> 許多女性在生育孩子之後，會陷入一種迷茫，不知道在工作和家庭之間應該如何平衡，出現這種情況時怎麼辦呢？

許多女性在孕育孩子之後，會暫時把工作放下，全部身心投入到照顧孩子的狀態中。一旦有人幫忙照料或是孩子到了一定年齡去上學了，她突然閒下來，會無所適從。其實，這是很正常的一種現象。孩子小的時候，媽媽的目標是照顧孩子；孩子長大了，媽媽想重新投入職場，結果發現職場已經與自己當初離開的時候不一樣。生活一下子變得沒有目標，好像誰都不需要她了，自己也不知道要做些什麼來打發時間。

實際上，有人是把別人當作自己的目標，等於是忘了自己的初衷。每位女性在初入社會的時候，肯定有自己的理想與憧憬，但是慢慢地覺得自己不重要，可能孩子、父母或者是事業更重要，這時候就把自己的初衷慢慢淡化掉，最後就沒有了，就忘記自己的初衷。

這時候，不妨趁著這段閒暇時光好好想一想，自己的理想是什麼。這段時間非常難得，與其把它白白浪費，不如把自己的力量調動起來。如果人的目標長遠，人的動力就足；如果目標很簡單，輕易就實現了，動力就會不足。

　　你滿足自己的心願，就有動力，而且做的事情是在為自己做。如果你有一個過高的期望值，就是說要做就得做成好看的樣子，不然就不要做，願望一旦實現不了，你就會覺得做了還不如不做。其實我們每走一步都是在實現自己的價值，如果走的是自己本來想走的路，就會覺得有動力。不見得100%實現，能夠實現10%也是一種滿足。請記住不要為自己找額外、不切實際的目標，只要找回初心就可以。

9 現在年輕人很「佛系」，如何更務實一些？

> 現在許多年輕人越來越佛系、不務實，如何讓年輕人更加務實呢？

「佛系」有些時候也是一個好詞，在我看來，佛系可能是一種成熟的表現。年輕人精力正旺盛，每天的氣血都很充沛，所以對於他們而言，佛系反而成為貶義詞，就好像有點頹廢不振，覺得什麼事愛怎麼樣就怎麼樣，無所謂，沒什麼目標，也沒什麼衝勁。

實際上想讓年輕人振作起來，需要哪些「先天條件」呢？

第一、睡眠得充足。身體是革命的本錢，想讓人振作起來，得先讓他打起精神。不然嘴裡喊著振作，但是眼睛都睜不開，想去奮鬥也奮鬥不起來，所以把身體養好是第一步。

第二、飲食需要節制。吃的東西比較有規律，在身體好的基礎上，他才想做事。如果身體不好，自然就沒什麼精力。

第三、必須有目標。找對目標，一點一點去做，不怕事情小，不求做得完美，先去做為要。比如沒有做過家務的人

學做家務，怎麼拖地，怎麼洗衣服，怎麼做飯，怎麼整理房間，一開始可能覺得很難，不知道從何做起，但只要動起來，一樣一樣去完成，慢慢就會得心應手，所以有自己的目標是最重要。

大家現在可能更強調的是技能或方法，好像找到一個好的方法、好的技能，就萬事大吉了。但是如果沒有好的方向，有了這些方法你也不會用；相反，如果看對了方向，方法就在路上。所謂逢山開路，遇水搭橋，就是這個道理。

年輕人在最應該奮鬥的年紀立下一個志向，然後不斷地努力就能積沙成塔，成就一番事業。其實，許多年輕人是願意自立自強，心裡有往高處的衝勁，可是受到外界的壓力過大，被壓抑住了，覺得反正也上不去，索性不上了，於是變成「佛系」。這時候若是盲目地勸他們振作起來，應該務實點，基本上沒什麼用。隨著他們在社會上的經歷增加和心智的成熟，他們也會變得不再佛系。

10 情緒變得糟糕，高興不起來，這是怎麼了？

> 有時候情緒會莫名其妙地變得很糟糕，即使得到表揚，得到稱讚，也高興不起來，這是怎麼了？應該如何調整心態？

《黃帝內經》曰：「怒傷肝、喜傷心、憂傷肺、思傷脾、恐傷腎。」可見，歡喜太過，則損傷心氣。比如《儒林外史》中的范進中舉，由於悲喜交集，忽發狂疾的故事，是典型的喜傷心病。

中醫認為「心主神明。」心是情志思維活動的中樞。喜是心情愉悅的表現，喜可使氣血流通、肌肉放鬆，益於恢復身體疲勞。俗話說：「人逢喜事精神爽。」有高興的事可使人精神煥發，但歡喜過度，則損傷心氣，如人們常說的「樂極生悲」就是這個意思。在《淮南子・原道訓》中也有「大喜墜陽」的說法。陽損使心氣動，心氣動則精神散而邪氣極，從而出現失眠、健忘、心悸等症狀。特別是一些心臟不好的人，過度興奮就可能誘發心絞痛或心肌梗死。

因此，喜樂應適度，喜則意和氣暢，營衛舒調，過度就會傷身。就是別管多少人誇獎我，自己也不覺得心裡怦怦亂跳；別管多少人排斥我，自己也不覺得受了多少屈辱。當然，這需要修練到一定境界。大部分人還是很在乎外界對自己的看法，若此時心不定，怎麼辦呢？

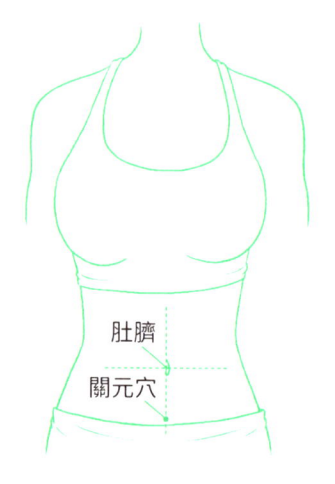

肚臍
關元穴

平常多養養心，養心有許多好的方法，可以盤腿打坐，用手敲肚臍以下的關元穴（在肚臍下方三寸處，約四指幅寬的位置）。當你心靜下來以後，不管別人把你誇得天花亂墜，心裡也是寵辱不驚（受寵或受辱都不為所動）。所以這不是光調節身體的事，還得瞭解一個人的精神狀態，甚至得調節他的價值觀，才能徹底改變。身心是一致的，光調一邊不行，光吃藥也不行，心病還得心藥醫。

11 在高度壓力下，如何保持良好的心態？

> 中年時，在面對自己身體機能進入瓶頸期，甚至開始不斷往下走的階段，怎麼正視心態，積極面對呢？

現代社會，中年人的壓力越來越大。中年人常常是上有老、下有小，工作壓力又大，身體似乎也在走下坡路。有些人不服氣，非要和年輕人相比，一不小心就把身體搞出問題。有些人放鬆對自己的要求，逐漸變成大腹便便的「油膩大叔」，這一方面與新陳代謝變慢有關係，另一方面是中年人對自身的要求降低了，不去活動，不去鍛鍊，吃喝也不注意。

實際上不管是年輕人還是中年人，都應該保持健康的活力。中年人經過歲月和生活的洗禮，各方面思想逐漸趨於成熟，正想再加把勁兒更上一層樓的時候，又面臨著父母年老、子女長大的階段，這時候最考驗的就是自己的體力能不能扛得住，精力還夠不夠充沛。於是，有些中年人就去跑步、打球，或者是去健身房鍛鍊。其實從內心來講，這些都是讓

自己保持一種強壯的狀態。但凡事都得因人而異，如果在工作之餘，體力比較充沛，也願意去鍛鍊，而且鍛鍊完排汗後，新陳代謝加快了，身體素質也提高，這時怎麼鍛鍊都無妨。但也有一部分人先天體力就比較差，這樣的人需要的是養。

　　有人需要練，有人需要養，有人需要先養後練，就是先養足再練。尤其是內臟各方面都不是特別健壯的人，就需要保養。對於這些人來說，鍛鍊反而會損耗體能，所以保養更重要。可能大家覺得外表強壯，肌肉比較發達，或者走得比較快，肺活量提高，整個身體就是一個健康狀態。實際上人體的核心是心、肝、脾、肺、腎，只有五臟強壯才健康，不光是外表形體的粗壯。所以形體外表的壯，未必是真正的身體好。真正的身體好，還得是五臟精純。精純就是把身體裡面的髒東西去掉。按《黃帝內經》的觀點，就是要疏滌五臟，為五臟梳理、洗澡，把它清理乾淨，則精自生，形自盛。精自生，就是精力提升起來，體力就增加，形體自然壯實。

　　也有一部分人先天身體條件就比較好，比如你練了10年，別人什麼都不練，仍然比你練了10年的身體好。這是沒辦法追根究柢的事情，只能自力自強，自行自立。具體來說，就是損有餘補不足，這是天之道。你不能損不足以奉有餘，也就是說你本來就不足，再損耗，這是背道而馳。就像木桶理論一樣，我們要根據自己的身體取長補短。

實際上每個人對自己的身體都有一定的瞭解，因為身體會給我們最真實的反應。比如你經常咳嗽，喘不過來氣，肯定是肺氣不足或者腎氣虛；或者經常兩肋脹痛，肝胃不合，肯定是胃有問題。所以人到中年意識到這一點的時候，選擇適合自己的，能夠讓自己的身體得到真正改善的養生方法，非常重要。

　　不是人云亦云，別人跑步，你也跑步；別人待健身房，你也待健身房。比如說跑步，從理論上講，跑步能刺激大腦分泌多巴胺。多巴胺是一種讓人興奮和愉悅的激素。但有人一想到跑步就覺得很抗拒，一跑起來身體就各種不舒服。所以千萬不要強迫自己去做某項運動，這樣對身體是一種損傷，而且你練得越多，損傷就越大。而且它不光是身體上的抵觸，心理上也會抵觸，練完以後會不舒服，是為練而練。本來我們可以順風而行，走得更遠更快，非得逆風而走，就變得好像是為了磨鍊意志，實際上意志沒磨鍊成，還把身體弄壞了。

　　所以人過了四十歲，身體狀態本來就是一個走下坡路的過程，能保持慣性的平衡就不錯，現在想再來個調頭變得更好，就要花雙倍的力量。從養生的角度出發，還是希望能夠順其自然，長治久安，老天賦予你什麼樣的稟賦，就依據自己的稟賦去做該做的事。

12　越是拼命想讓心靜下來越適得其反，怎麼辦？

> 我平時喜歡鍛鍊身體，也喜歡養生，可是眼看快到不惑之年了，內心卻越來越難以平靜，越是拼命想讓自己的心靜下來越適得其反，請問有什麼方法能夠讓心靜下來呢？

想要讓心靜下來，不能強迫、壓制，就像石頭壓草，越是壓它，它越是想方法出來，最後從石頭旁邊出來了。實際上，不用石頭壓草，就讓它長出來有什麼不好呢？你壓它，它還要生，因為它本來就要生出來。人也是一樣，人有喜、怒、憂、思、悲、恐、驚，這沒有什麼好或不好。俗話說：「生於憂患，死於安樂。」一個人活在世上，若是沒有半點憂慮和懼怕，那是非常危險。所以喜、怒、憂、思、悲、恐、驚是人的正常情緒，只要適度就可以，沒有必要只追求快樂，躲避煩惱，這樣就把自己困住了。

換一個角度看，煩惱來了，就和喜悅來了一樣，喜悅來了沒人覺得要轟它出去，但是煩惱來了，人就無法接受，

覺得非得把它趕走不可。實際上最好的做法是，喜悅來了接受，煩惱來了也接受。就像你今天做的是好夢，不願意醒；明天做了個噩夢，或許是對自己的一種啟示呢？可能是現實生活中焦慮、擔憂、沒有解決好的問題，在夢中再提醒一次，這時候如果你鋪一張紙在桌面，把自己做夢的情節寫下來，也許就能把現實生活中的問題解決，這樣的例子很多。

　　心裡的靜，實際上不是你什麼都不想，而是你沒有胡思亂想。比如跑步的時候，是靜還是動？雙腳一直在前進，思緒卻沉浸在自己的世界裡，路邊的風景好像都隨著微風去，即使外面有吵雜聲，而自己卻覺得周圍很安靜，這稱為靜。不是說壓制自己不去想就稱為靜，而是可以認認真真、全心全意地此時想此時的事，這稱為靜。喝水的時候能體會到水的感覺，吃飯的時候能體會到食物的美味，這稱為靜。吃飯的時候還想著股票漲沒漲，心裡肯定靜不下來。所以這個靜首先要「物來則應，物去不留。」這是從心態上來說。

　　人長期處於不靜的狀態，突然讓他從精神上改變，確實不好改變。有沒有讓自己想不靜下來也得靜下來的方法，或是稍微讓自己靜下來一點的方法呢？精神方面沒有人能控制，只能借助於身體讓想要混亂的心漸漸靜下來，可以試試金雞獨立。實際上金雞獨立算太極拳的一個動作，但是這裡的金雞獨立和太極拳裡的動作有點差別，一隻腳站著，抬起

一隻腳來,這時候大部分的人都能夠站得比較穩當,至少能站一分鐘,這是最基本,也不會搖晃。但若這時候你把眼睛一閉,能夠站半分鐘的人估計很少,也就能站大概 10 秒鐘。在這 10 秒中,你是最靜的狀態,因為你只想著一件事,就是站穩,別摔著。把眼一閉單腳站著,這時候你不得不靜,若不靜就摔著了。金雞獨立雖然看起來方法簡單,但是需要多加鍛鍊。有好多人從開始站 10 秒,到最後能站 10 分鐘。這 10 分鐘裡,他所有的精力都在想如何控制自己別東搖西晃,這時候就是人為地把全身所有的肌肉、氣血、五臟、精神都調和一致,都集中在腳底,這時候想不靜都難。透過這個方法,你學會如何集中精力,推而廣之,你慢慢能靜下來 2 分鐘,靜下來 10 分鐘,把這種心態用在走路上,慢慢就能形成習慣。也就是說,凡事先有一個基礎,滿屋都是亂飛的蟲子,你非得讓人安靜,他十有八九做不到,你得讓他有一個基調,先從那裡做起。腳底是人的根,從根上做起,人就穩當,所以這是靜的一個簡單方法。

從這個以後,慢慢地就可以拓展其他方法。比如說叩首法,就是磕頭,凡是磕頭的人心裡都比較靜,因為磕頭的時候會油然而生一種心理狀態,比如說你尊重某人,為此向他磕頭,這時候恭敬心生出來了。你要對父母磕頭,對父母有一種感恩的心,是靜心。所以磕頭就能產生很沉穩的心,都

是很鄭重其事的心，可以讓人很容易靜下來。所以每天可以趴在床上或者在地毯上做一做叩首，你會覺得越磕越靜，而且心生歡喜，這種歡喜是油然而生的。所以這不是說強迫自己非得靜下來，只要認真地磕頭就靜下來，這時候你會想到父母，想到那些悲天憫人的事，同理心也出來了，全是正面的東西。你磕頭的時候，一般都不會想一些和誰打架，和誰有仇的煩心事。這個動作本身就是代表著虔誠、恭敬。所以這些就是讓你靜的非常簡單方法，而且每個人都可以實現，凡是能夠靜下心的動作都對心臟有保護作用，平時做一做叩首的動作，也是對心臟的養護。

還有一個方法，稱為跪坐法。心煩意亂的時候可以跪下來，坐在腳後跟上，後背挺直。這就像古人的正襟危坐，古人不管是喝酒還是坐在一起聊天，都是面前放一張茶几，特別矮，坐茶几後邊，直跪。與別人說話的時候身體要直起來，平常的時候把屁股坐在腳後跟上，穩穩當當，在旁邊一看很莊嚴，很鄭重其事，一副穩如泰山的樣子。所以一個動作就能讓人靜下來：金雞獨立，動和靜；叩首，靜中有動；跪坐，靜中靜。這幾個簡單的方法，如果認真去練習、實踐，肯定對身體有好處。只要把心養好了，身體各方面就能見好，往好的方向發展；如果心是亂的，五臟六腑都亂，想好也好不了。

《黃帝內經》中有一個養生的前提，稱為「主明則下

安」。「主」就是心主、主宰。「主明」就是心裡很明朗，不是那麼慌亂，知道自己應該做什麼。「則下安」，「下」是什麼意思，就是五臟六腑，主在上邊待著，剩下的五臟六腑都在下面聽它指揮，「主明則下安，以此養生則壽」。「主不明則十二官危」，主不明，則六神無主，「以此養生則殃」。因為主是亂，越練越損傷，你都不知道為什麼而練，只是為練而練就會損傷，其實應該在靜的時候去練，我們運動雖然是動，但是我們的心始終是靜的，這就是靜心。

現在的人生活壓力大，社會大環境又太浮躁，大家每天都急急忙忙，沒有時間反思或思考，面對問題時，總是著急慌忙地應對。如果你的心態靜，問題可能很快就迎刃而解，但是心態亂，可能需要花費很多時間和精力才能解決問題，因此對身體的傷害更大。

每個臟腑都有自己的思考力，比如有什麼事觸及怒的，肝出來；出於理性，要說理的，肺出來；說一些有靈感、藝術的東西，腎出來；說一個務實的東西，脾出來。每個臟腑都有它的特性，但不管誰出來都有前提，心得定，心若是不定就稱為六神無主，所以就會亂。剛才說「主明則下安」，比如這時候我怒了，我的心定，我的怒就會有度。如果怒沒度了，成路怒症，跟人撞車，就是因為沒主。此時，情緒就代替內心，我們的內心完全受情緒支配。

1 小米和山藥對養胃有什麼好處？

> 每次喝酒之後，第二天胃特別難受，於是有人建議喝點小米粥和山藥粥，因為這兩種粥可以養胃。請問小米粥和山藥粥真的有養胃的神奇效果嗎？

實際上，小米粥和山藥粥到底養不養胃，誰說了都不算，只有自己的腸胃說了算。因為每個人的體質不同，適合這個人食用的東西，對別人並不一定適用。比如同樣是喝玉米粥，有人的胃只能接受玉米麵，有人的胃卻可以接受玉米渣，覺得後者煮好後黏黏糊糊的，喝起來口感更香醇，胃也更舒服，總之適合自己就是最好的。

不管是玉米麵還是玉米渣，喝了以後讓胃舒服的，就是養胃。同樣的道理，有人喝小米粥和山藥粥，覺得胃特別舒服，但有人卻覺得它們一點也不好喝。

同樣的東西對同樣的人處在不同身體條件下，所產生的效果也是不同，而且飲食的養生效果與時令的關係較為密切，比如冬天我們願意吃點溫熱的東西，夏天喜歡吃綠豆粥

等偏涼的東西。

　　所以不能固定地說某個東西一定養胃，就說它養胃；也可能是在冬天養胃，在夏天也許就是損胃。

2 冬季吃蒸梨，能夠達到清咽潤肺的效果嗎？

> 冬季或是氣候乾燥的時候，經常看到一些商家在販賣蒸梨，對外宣稱具有清咽潤肺的效果，我想知道是蒸梨有這樣的效果，還是商家的噱頭？

相關實踐證明蒸梨確實能潤肺、化痰、止咳，這個方法對於肺燥、肺熱大有助益。如果一個人寒氣比較重，煮梨水喝效果稍微差一點，因為煮完的梨水有點偏溫，但是對於肺熱體質的人相對好一些。寒氣重的人適合喝煮的白蘿蔔水，或者是梨水裡放一些白蘿蔔，蘿蔔本身是辛辣的食材，辛辣實際上都有內熱在裡面。我們覺得蘿蔔是涼的，可能只是因為它水分含量多。

潤肺的食材，除了梨、蘿蔔，還有百合、山藥、蓮子等，這些白色的東西都有潤肺的功效，大家可以多吃。

3 聚會時免不了喝酒，喝完後有什麼解酒方法？

> 聚會的時候，大家經常會喝酒，有沒有方法像《天龍八部》裡的段譽，可以利用六脈神劍把喝到肚子裡的酒排出來呢？

從實際上來講，凡事只要有度，就不會有太大損傷，喝酒更應如此。俗話說：「酒逢知己千杯少。」如果喝酒喝得開心，喝得高興，肝氣調達，就能把酒的毒解掉。

即使能喝，也要量力而行，能喝十分的量，只喝七分，稱為知止不殆，就沒有危險。相反，若是只有七分的量，非要喝十分，就是過猶不及，肯定會損傷自己的身體。所以正如老子所言，一個人若是過度地人為造作，就會喪失養生的根本。

如果遇到不想喝卻必須喝的情況，喝完以後應該怎麼解酒呢？

第一、解酒主要在肝上解。 如果喝完酒之後，在胃這塊還沒有下去，可以推推肚子。先從胃下到小腸，等到肚子比較平和，不難受，就不會上頭了。

第二、讓酒往下走。 有時候宿醉，就是酒沒有代謝掉，然後酒一步一步往上走，導致心臟和胃難受，噁心想吐，然後頭暈頭痛。所以一定要讓酒往下走，食歸大腸，水歸膀胱，從尿出去，或者出點汗發出去就沒事。總之，有出路就沒事。

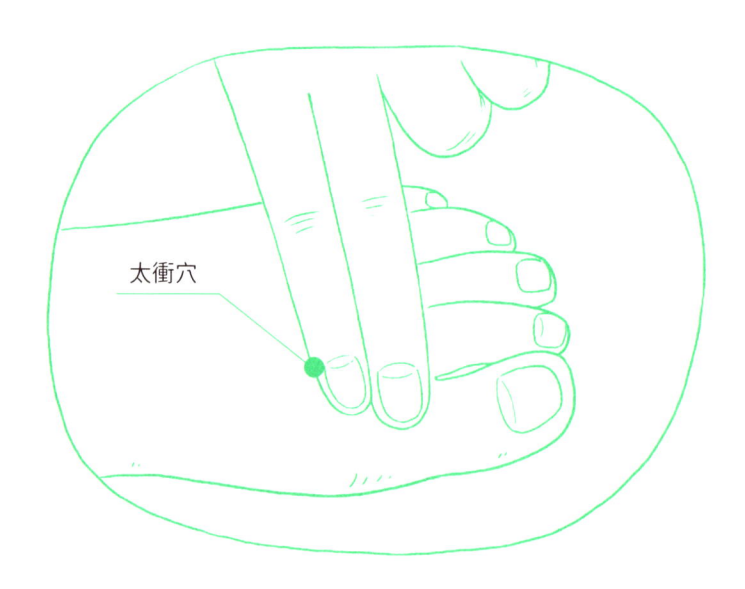

太衝穴

另外,在足背,第一、第二趾骨間,趾骨接合部前方凹陷中,或觸及動脈波動處,是我們人體的太衝穴。這個穴位是肝臟的原穴,解毒功能很好,一揉太衝穴解毒就快。太衝有兩層含義:一是太衝,顧名思義勁很足,力量很大;二是充實的意思,肚子裡太滿,沒有空間,不難受嗎?

所以喝完酒不妨揉揉太衝穴,為腹部增加一些空間,不僅可以把酒解了,而且人也更舒服。

4 飯後胃難受，有什麼按摩方法可緩解不適？

許多人在吃飯之後，胃部就很難受，無論吃多還是吃少，請問有什麼按摩的方法可以緩解胃部不適呢？

通胃的穴很多，最簡單的方法就是找募穴、找俞穴。募穴就在胃這裡，在肚臍眼上方四寸，就是把一個手掌擱在肚臍眼上方的整個部位就是胃，也稱為胃脘。一般我們摸的這個地方都是中脘穴，有人覺得敲或揉都不行，就是裡面都硬了，還有寒氣，就拿熱水袋或艾灸溫熱一下，為它散一散，這些都是養胃的做法。

還有人說胃特別脹，脹就不能再溫通了，這時候可以從經絡往下疏導。一是足三里穴，此穴是治胃的第一大穴。還有在後背上找到胃俞穴，實際找不到也沒關係，拿著大拇指在後背，脊椎旁邊，上找膀胱經，拿大拇指揉。如果你現在胃脹痛了，一揉有個痛點，那就揉痛點，揉的時候會感覺很痛，但是揉幾下就散了，胃也不痛，也不脹

胃俞穴

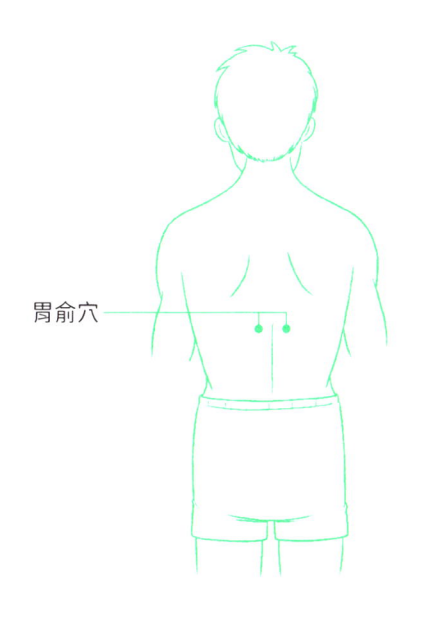

了,然後你就開始打嗝、放屁。

　　實際上,一開始突發性的胃不舒服都是氣結。如果吃油膩東西太多了,可以來點山楂丸或是山楂水也好用。山楂丸或山楂水可以幫助消消食。但是總的來講還是少吃點,別吃十二分飽,只要吃七八分即可。

　　應對身體疾病最好的方法就是讓它別出現,也就是中醫常說的治未病。但是現在許多人習慣於問題出現了再解決。然後解決好了,下次繼續犯前面犯的錯誤,久而久之,身體越來越垮,補救也來不及了。

5　吃寒涼或者生冷食物傷害了身體,怎麼補救?

夏天喝冷飲或是吃寒涼食物的時候,確實比較開心,但是我也知道這樣對身體不好。萬一吃生冷的食物對身體已造成傷害,應該採取什麼方法補救呢?

首先,喝冷飲或者是吃寒冷食物的時候就應該注意,明知不可為而為之,你就需要克制。比如知道吃完會不舒服,但是天氣炎熱或是心情煩躁,就是想喝點冰鎮飲料解暑。實際上,這時候滿足的不是胃,而是我們的心理。這時候也別克制自己一口不喝冷飲,可以少喝點,喝一瓶的三分之一,心裡一旦得到滿足,立刻停下來。因為全部喝完,你的心情開心,但是你的胃不高興。胃一不高興,吃進去的東西就容易囤積下來,就會生痰、生濕、長痘痘等。

還有一種情況是,冰鎮飲料也好,冷食也好,已經全部下肚了,發現胃不舒服想補救。實際上這屬於「明知山有虎,偏向虎山行」,沒有什麼特別完美的方法可以補救。你把身

體打腫了,現在問我如何才能把腫快速消下去?最好的方法就是別打腫,打腫了再消,怎麼消也不好使。

　　所有的問題都是這樣,比如喝醉了怎麼醒酒、怎麼減輕對身體的傷害?答案就是儘量別喝那麼多酒,能喝十分酒,只喝七分。當然我們要滿足心理狀態,有時候不管是吃美食也好、喝酒也好、喝冰鎮飲料也好,明知這種美食會對整個身體造成傷害,吃了會發胖或是傷胃,但還是想吃。這時候就要選擇滿足胃,還是滿足心理?許多人因為美食導致發胖和減肥不成功,其實他追求的無非就是口腹之欲。

　　說到這裡,又要談到自律的問題。自律確實能解決許多不經意間的問題,比如健身,所有人都知道健身很累,甚至還要受點苦,但健身完後,無論是身體還是心理,都會覺得是一種放鬆。但儘管大家都知道健身好,堅持下來的人卻不多。相反,吃垃圾食品這事當下是很快樂,但吃完後,其實會讓身體變得更壞,變得更胖。

　　凡是優秀的人都會考慮一件事的效應,所以他們一般都會很自律,不應該吃的不吃,可以吃的儘量少吃。透過適當地控制量,既能滿足精神的需要,同時也能控制其對身體的損害,這已經是一個很好的方法。

6 逢年過節探訪親友，吃太撐腹脹難受，怎麼辦？

> 逢年過節，免不了大吃大喝。有人吃得多了導致腹脹，睡覺也睡不好。這種情況下，有什麼好的方法可以緩解一下？

吃多的時候，人們通常會本能地摸腹。揉揉肚子或是拍拍肚皮，這是很好也簡便的緩解腹脹方法之一。我們需要做的就是把這種本能放大，堅持下來。

如果一個人吃完東西總是容易腹脹，平常吃完飯就可以多摸腹，不一定非得等吃撐了才摸腹。提前預防，先疏通，總好過把自己撐得難受強。

古人講梳滌五臟，即是沒事就為五臟洗洗澡，打掃一下裡面污濁的東西。具體的操作方法就是沒事多推腹，多揉肚子，尤其對孩子，父母把手搓熱了，常常在孩子的肚臍眼周圍按摩，對孩子健脾養胃、促進生長，都非常有幫助。

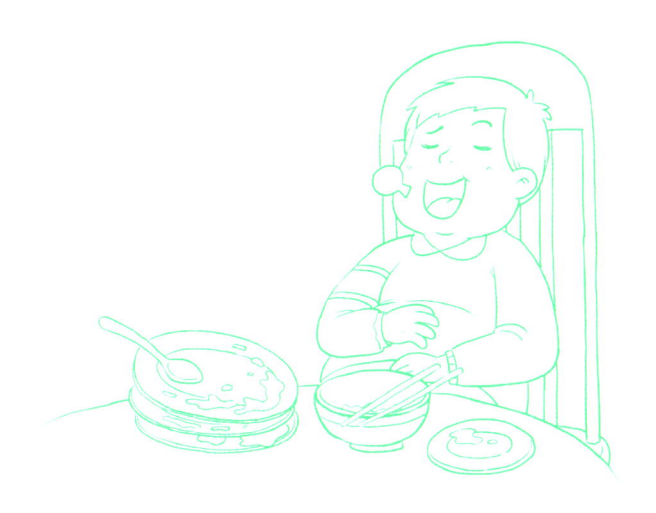

過去還有一個方法「捏脊」，就是捏後面的脊椎，一捏脊椎，孩子胃口開了，也不積食，而且抵抗力也增強。肚子要是撐著，即「胃不和則臥不安」，就是夜裡睡不踏實，所以晚上要少吃點。但是許多人一熬夜，就想吃宵夜，導致晚飯少吃，用宵夜頂上，還不如晚飯吃飽。有時候會出現連帶反應，一個不良習慣不自覺地就會促生另一個不良習慣，然後慢慢就變成惡性循環，最後不知不覺就把身體毀了。所以要早早地警惕，不要讓我們的身體產生不好的連帶反應，畢竟身體是健康生活的本錢。

7 吃白就能補白，
吃黑就能補黑嗎？

> 我們經常聽到吃什補什，如果想要皮膚白就吃點白色的東西，想要頭髮黑就吃點黑色的東西，是這樣嗎？

實際上我們吃的食物進入臟腑，各有對應。比如黑色食物養腎，綠色食物養肝，黃色食物健脾，白色食物養肺，紅色食物養心。每個臟腑都有它喜歡的東西，而且各自有不同的功能，所有食物被臟腑吸收了，就真正變成血液。到時候它在分配的時候，是根據身體的需要來分配，不是根據大腦的需求來分配。

比如我想要頭髮黑一點，就吃黑色的食物，這是按照大腦的意志走的。身體有自然的法則，食物必須在五臟調和以後，才會自然地被身體吸收，進而供給頭髮、皮膚、臉部，這得看身體的需求，並非單純看表面現象所認為的那樣。

8 肝可解毒，喝酒傷肝，如何讓肝發揮最大作用？

> 許多人都知道肝能解毒，喝酒又傷肝，但有的應酬不得不喝酒，怎麼做既不傷肝，又能讓肝發揮最大作用？

人是社會動物，總需要一些社交活動，遇到一些需要喝酒的場合在所難免。但是，對我們有害的東西，早防護，危害才能小一點。怎麼防護呢？比如現在喝酒了，立刻讓肝增強功能，它也不可能立即有這種效果。所以我們需要在平時多養護肝，讓肝強大，因為肝確實可以解酒毒，而且肝的健康狀態好，確實酒量能更大一些。但是好多人就是因為肝好，喝酒無度，還老是喝，最後傷了肝。實際上喝酒不一定得喝大酒，碰到朋友小酌幾杯，喝得舒服就行，實在沒有必要把自己喝得受不了。喝大酒喝醉的人，第二天肯定非常難受，難受到賴床都起不來，整個人虛脫得不行，可是依然得掙扎著起來去上班，所以儘量不要喝大酒。

我們看武俠小說或是看武俠劇的時候，看喬峰大碗喝

酒,大塊吃肉,覺得很豪爽,這樣的人感覺值得欽佩,也希望自己能成為這樣的人。實際上自己的腸胃最清楚自己的酒量,喝了以後很不舒服、嘔吐,最終,難受的只有自己。最好的解酒方法就是吐出來,排出去比把它吸收進來讓肝來解毒好得多,不要額外為肝增加負擔。平時許多人催吐,都是用手指頭捅嗓子,很快就會噁心,吐了。還有一個方法催吐,就是揉足三里穴,位置在小腿外側,犢鼻穴下三寸(約四指幅寬的位置),犢鼻與解溪連線上。這個地方肌肉多,好多人揉不到,尤其喝多了可能手也沒什麼勁,更不好揉,可以拿拳頭敲,敲那個大概的位置,這時候身體會形成自我保護,這些穴位自己會出來幫忙。

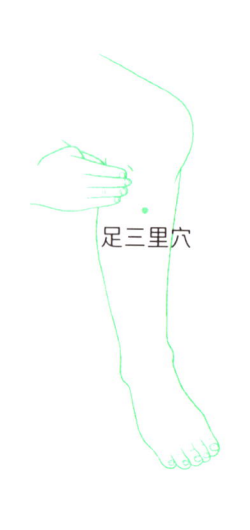

足三里穴

足三里穴是「足陽明胃經」的主要穴位之一,所以當你胃不舒服的時候,足三里穴比較敏感,拿拳頭一敲,足三里穴就蹦出來了,你揉一揉,或是敲一敲,這時候腸胃的功能就激發,應該可以吐出來了。如果實在吐不出來,說明酒已經到小腸了,就讓它往下走,趕緊消化出去。養生就是要趨利避害。凡是對身體有害的儘量少做,不得不做的要及時防範和控制。只要警惕防範,傷害就不會太大。

9　體寒是因為經常吃冷飲、吹冷氣的緣故嗎？

> 現在體寒的年輕人越來越多了，是不是因為他們喜歡吃冷飲、吹冷氣等不良生活習慣而導致的？

所有東西都怕累積，炎熱的天氣，許多人都喜歡喝涼的、冰的，覺得這才能解暑，才痛快。一天、兩天，一次、兩次無所謂，時間一長，你就會發現這些濕氣、寒氣都累積在臟腑之間。它會存積，到底存積在什麼地方說不準，但通常都存積在人體比較薄弱的地方，這就造成了氣血流通不暢。在你氣血旺盛的時候，全憑火力壯，睡涼炕也不怕，但比如說過了四十歲，過去累積的寒氣、濕氣，就會從身體的某些角落露出頭來，你就覺得不舒服了。所以年輕時是人找病，年老時是病找人。

現代人的身體中都有很多細菌，有益生菌也有一些有害菌。當我們身體好、免疫力強大的時候，這些細菌、病毒不會發展成多大的問題。但是我們的身體一旦受寒受涼，抵抗力下降，或者是體能不足的時候，細菌和病毒就會乘虛而

入。這個乘虛而入不是說從外界來,而是它一直在我們的身體內,只是以前沒有成氣候。當條件成熟,也就是當免疫力下降的時候,它突然來襲,讓我們措手不及,所以平時就應該注意保護好自己的身體。

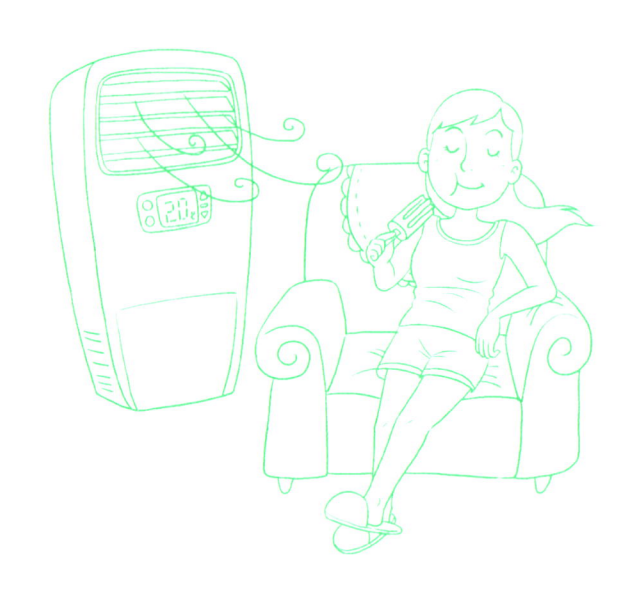

當我們體內的正氣、邪氣勢均力敵的時候,兩者可以和諧相處,井水不犯河水。但是,當我們體內的正氣足夠強大時,身體就要驅趕邪氣,也會立刻不舒服。比如長期工作一直很規律,突然要放假了,放假半個月就只是在家休息,一日三餐也按時吃,生活過得有條理,這時候氣血長起來,它第一件要做的事,就是把體內的一些邪氣、垃圾等往外趕一

趕,這時候正氣、邪氣兩者相爭,一相爭下,人就不舒服。但兩者不相爭、相安無事,也不見得是一種好的狀態。沒有事的時候自然皆大歡喜,但當我們衰老的時候,邪氣就會攻擊身體,因為我們壓不住它了。而我們年輕的時候,如果氣血旺盛,身體就會主動排除邪氣。

所以有時候這個人平常工作的時候沒病,一旦休息,精神放鬆,反而生病。而且一生病通常還比較嚴重,比如發燒,身體疼痛。大家都知道不通則痛,但是長期不通怎麼就沒痛呢?因為勢均力敵,不互相衝擊,心思也沒在這兒,顧及得少,所以長期不通的時候也沒感覺到痛。但是,當我們的氣血旺盛,我們就有力量,好血就會衝擊瘀血,不是立刻通過去,而是有一個時間,有一個過程,有一個累積儲備,然後一衝擊被反彈回來,邪氣也很少,這時候正邪相爭就產生疼痛。

如果長期食冰鎮啤酒之類的冷食,肯定會增加寒氣、濕氣,而且這些東西會儲存在身體薄弱的地方,我們得提早有這種憂患意識。雖然隨心所欲地養生,會讓我們舒服一點,但其中有很關鍵的一點,就是人要健康、要長治久安,自律是需要做到的。自律才是真正能夠解決長期問題的關鍵,偶爾放縱一下是可以,但最好不要經常大吃大喝。

前幾年受韓劇的影響,大家都很喜歡冰鎮啤酒加炸雞,實

際上油膩的東西和冰鎮的飲料一起吃，對人體的傷害非常大。

用餐後洗碗的時候，如果用冷水沖洗，碗裡面肯定不好洗，刷不乾淨，因為上面有油。如果用熱水一泡，油立刻散了，就像我們的肚子，吃完冰鎮的東西，再吃油膩的食物，裡面就結成團，濕氣痰濁都堆積在裡面了，雖然不見得會立刻讓我們生病，但第二天不是鬧肚子，就是生痰，或是長痘痘。

所以知道某些東西有害，就要儘量避免。年輕的時候，偶爾放縱一下，也沒什麼大不了，但如果年輕的時候就意識到這一點，提早預防，年老的時候就比較平和，不會有其他我們不能控制的症狀出現。

少壯不努力，老大徒傷悲，萬事萬物皆如此。

10 喝酒，具有增強血液流通的功效？

> 有人說喝酒對血液流通有好處，使人不容易生病。現實生活中確實有一部分七八十歲的老年人，每天都習慣喝一點酒，喝完酒不僅精神好，而且睡得也好，這是怎麼回事呢？

喝酒之後的感受是因人而異，有人天生酒量大，不但能喝，而且喝完酒精神還特別好，比如王羲之就是在酒後才寫出《蘭亭序》，李白酒後寫出了無數優美的詩篇，而有人喝一口酒，胃就不舒服。

實踐是檢驗真理的唯一標準，從理論上說，喝酒對人體的傷害比益處多。但是七八十歲的老年人每天喝一點酒，就覺得很舒服，說明他的身體對這一點點酒是歡迎的。如果喝完酒渾身難受，說明氣血不和，身體就會出現這樣或那樣的問題。

可見，不能用嚴格意義上的好或壞來定義酒，而是應該根據自身的情況，適可而止地喝酒。能喝半斤的，喝二兩；

能喝二兩的,就小酌兩口。怡情養性,有時候不光是為了滿足自己的味蕾,也是滿足自己的一種心情。

　　所以喝酒是否活血通脈,主要看個人的接受程度。如果喝完酒後,這個人發酒瘋,或是很難受,說明他對酒的吸收能力很差,酒對他來說,就不是活血通脈的,而是擾亂氣血。所以酒對人的影響是因人而異的,不能以偏概全。

Chapter 7

科學施肥與培養，變得光彩奪目

多美芝亞火鶴有了，如何幫它健康成長與開花呢？需要施肥嗎？怎麼施肥，正常養生、才不會折損呢？又要多少⋯

1 瘦了還想再瘦，減肥會上癮嗎？

> 愛美想瘦之心人皆有之，尤其以女性最為突出，為了讓自己的身材看起來更加苗條，不斷地減肥，甚至瘦了還想再瘦，如此反覆，請問減肥也會上癮嗎？如何克服這種心理？

不管是減肥還是整容都是如人飲水，冷暖自知。有人就是追求讓自己更美、更瘦，或是更受人尊重、更有價值等等。這些信念沒有嚴格意義上的好或壞，只是個人信念不同。

《黃帝內經》曰：「以恬愉為務，以自得為功。」意思是說，以恬靜快樂為根本，以悠然自得為目的。從個人角度出發，就是自己高興即是最好的狀態。不管是胖還是瘦，減肥還是不減肥，以自己的內心為準，有人即使很瘦，但是她不覺得自己瘦，依然不開心；有人不算瘦甚至有點胖，但她覺得自己可以隨心所欲地吃喜歡的食物，很開心。所以很多事情都是一個心態問題。

比如電視上曾經報導過一位 170 多公分的女孩，為了取

悅心儀的男生而瘋狂減肥，一開始是 130 多斤，後來慢慢減到 120 斤、100 斤、70 斤，現在據說只剩下 50 多斤。從電視上看，女孩身上完全沒有肉，已經非常瘦了，甚至已經成為病態，但聽說她還要繼續減肥。

女孩說自己就是減肥上癮，如果一天不減肥就覺得全身都不舒服。從生理角度來看，這種情況已經很不好。可是她的內心深處已經失去自控能力。在我們看來，她完全不需要再減肥，甚至需要增肥。所以與其盲目減肥，不如真誠地接納自我，給自己一個健康的體魄。

2　過度肥胖的人，應該如何有效地減肥？

> 身上藏滿「游泳圈」，冬季還好，可是一到夏季就原形畢露，更關鍵的是肥胖身體在炎熱夏季特別難受，尤其坐下的時候，摺子裡總是出汗，請問有什麼效果佳的減肥方法？

身體過於肥胖的人，首先就不健康，這類人通常體型大、身上贅肉多，會給身體的各個臟腑帶來負擔。這時候最快的減肥法，就是跪膝。

減肥好像和跪膝毫不相干，但身體是整體的，贅肉就像屋裡的垃圾一樣，一股腦兒地堆在客廳。客廳和外面沒有通道，而現在為了讓這滿滿垃圾的客廳有一個流動的過程，必須先把屋裡的垃圾移到樓梯走道，樓道門口有出口，然後從門口扔出去。如果沒有出口，這堆垃圾怎麼出去？所以得找清潔工把垃圾運走。但是肚子不可能平白無故把這些垃圾清理出去，這些肉得有出口，而要找到出口就得動起來。血液循環負責讓垃圾動起來，新鮮的血液充當清潔工。

比如說血液來了，然後把堆的肥油消化、分解，然後透過血液循環，一部分以尿液的形式排出去，一部分以汗液的形式排出去，還有一部分變成糞便排出去。別吃得多排得少，這樣肯定是無法減肥。尤其是肚子上已經有很多贅肉，必須把這些東西清理掉，應該分解。這就用到了腿，一跪膝血就奔腿而去，肚子這塊就流動起來，新鮮血液逐漸把這些贅肉消化吸收，然後隨著大小便排出去。當然，前提是你的大小便要通暢。

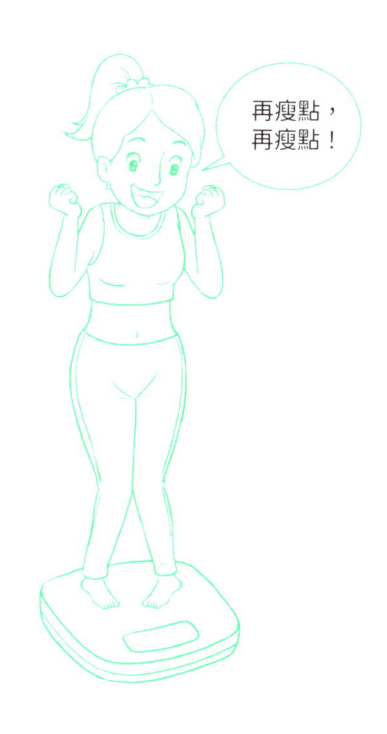

再瘦點，再瘦點！

這時候吃東西要稍微節制一點，少吃一點、多排一點，讓肚子裡運動得快一點。所以跪膝法對我們的健康大有助益，即使足不出戶也能鍛鍊。

另外，沒事的時候可以多推推肚子，雖然裡面拘不著，但是經常敲敲打打它，動一動，再推推它，裡面就開始不自覺地動起來了，動起來以後你再跪膝，這裡面的血液就形成大循環。血液就是清潔工，幫你把裡面的贅肉分解掉，並清運出去。

比如老年人之所以容易得高血壓，就是血液下不到腿上，這麼大的壓力奔頭去，就上實下虛，腳越來越沒勁，血液回流不了，就在腿肚上形成靜脈曲張。靜脈曲張多先發於小腿，然後膝蓋、大腿、肚子……，所以要引血下行，讓它重新流動起來。

3 如何透過養好脾胃，達到美容養顏的效果？

> 養好脾胃對氣血很重要，氣血影響著一個人的容貌，如何透過養好脾胃達到美容養顏的效果呢？

首先保養是需要長期堅持，雖然說肺主皮毛，脾主肉，肝主筋，腎主骨，但實際上它們是連在一起，而不是各自獨立分開。養好脾胃對氣血很重要，並不是說想美容養顏光把肺養好就可以。皮和肉不能分開，肉和筋不能分開，筋和骨也不能分開。但在講解的時候，為了方便大家理解，需要分開說誰主什麼。所以美容養顏，實際上就是要求你把五臟六腑養好，自然就容光煥發。說得具體一點，就是讓五臟六腑把血液更多地提供於肺、脾、肝。

朱熹的詩說得好：「問渠那得清如許，為有源頭活水來。」臉部的容顏是五臟六腑健康狀況的一個呈現，如果臟腑的氣血不夠，它就沒有多餘的氣血到臉部。這時候無論是揉肺經還是梳頭，都只能動其行而不能護其神。意思就是，即使你揉肺經，總量不夠的情況下，你也無法調動氣血過

來。梳頭也一樣,大河無水小河乾,你再怎麼使勁梳頭,按摩頭部,氣血也到不了頭上。

　　《黃帝內經》中寫道:「疏滌五臟,故精自生,形自盛。」疏滌,就是梳理、清洗。「精自生,形自盛。」是身體自動完成的工作。五臟的功能好,這時候你吃什麼就能吸收什麼,因此能造出新鮮的血液,形體自然就健壯好看,這是由內而外。所以五臟六腑都得養好,因為它們是共同協調的關係。

4 吃飽睡、睡飽吃、不運動，這種人怎麼減肥？

> 有人說想要減肥，就得多運動、多鍛鍊，可是有些人吃了飯之後就想睡覺，不想運動，而且只要一躺下就能睡著，這種人胖起來很難瘦下去，針對他們，有什麼控制體重的方法嗎？

不管要不要減肥，健康是排第一位的。一個人整體吃得好、睡得香，至少是一個健康的狀態。其實胖瘦的定義不能一概而論，就像唐朝以豐腴為美，不胖就不豐，也就不美，而且很多身材豐腴的人，都被大家視為富態、有福氣，這說明豐腴比瘦骨嶙峋強。

為什麼許多人減肥成功後，好像心情也好起來？這種人一定非常在乎別人的看法，別人看著他瘦，他就覺得自己變美、變帥。實際上，短期快速的減肥對身體並不好，甚至有害。雖然身形是瘦了，但是精神大多不濟。吃得好、睡得好，就沒有必要追趕減肥的潮流，而且突然打破身體的平衡，不見得就是好事。

因為覺得自己現在稍微胖了，希望身體再結實一點，所以想去減肥，如此沒問題。我們可以透過自律達到精進，前提是以身體健康為目的，而不是為了給別人看的那種病態的瘦。人在自律的時候，會有一種成就感，覺得能控制自己的心，它是一種榮耀，所以他願意這麼做。

　　許多人屬於不願意、被逼的那種，就會堅持不下來，因為他沒有榮譽感，但是心裡又覺得不減肥就抬不起頭，於是前五天不吃東西，週六日一頓狂補。越這樣做就越容易形成惡性循環，對自己一點信心都沒有，而且很容易有挫敗感，好像不這麼做就對不起誰。這種感覺說不清楚、很複雜，就覺得自己應該做點什麼，實際上目標是不明確。

　　所以我們要以健康為根本，凡是健康的就去做，凡是對健康不利的儘量少做。

✦ 以瘦為美的時代，如何讓身材更加苗條？

美包括外面的美和內在的美，由內而外透露的美才是最長久的美。光表面美，比如化妝才美，那不是真的美，而且不會長久。在唐代，以豐腴為美；而在現代，女子以苗條為美。不管哪種美，都無可厚非，但有個前提條件，即不能以損害身體為代價。

有人吃得不少，但不見得胖，是為什麼呢？脾胃好，吃的東西都變成了血，沒有變成脂肪。有人看著瘦，其實很重，又是為什麼呢？吃下去的食物全部變成精氣神的血液，最後變成精了，而精是最重的東西，長到骨髓裡，這樣骨頭才結實。如果吃的東西都是半成品，沒有被代謝出去就變成贅肉，比如胳膊肘上有蝴蝶袖，肚子上有贅肉，還很鬆弛，是什麼原因？答案即是氣血不足。

所以想要瘦，想要緊緻，就得夜裡睡好覺，把氣血補足，就能夠變瘦。這種瘦是美麗的瘦，而不是表面枯槁的樣子。

5 喝水也長肉的人，如何保持好的身材呢？

> 有人腸胃吸收非常好，吃什麼都長肉，甚至喝水都覺得自己能長肉。像這樣的人，怎麼讓自己身材變得好一些呢？

一個人肥胖不光是調理脾胃的事，有相當一部分肥胖者與自身缺乏安全感有很大關係。想吃東西只是外在表現，本質是想填充心理上的缺失。久而久之，吃得多，消化得少，就會造成肥胖。

如果一個人的五臟六腑都順暢，即使食欲很旺，吃得很多，他也能完全消化，不會長胖。可見，肥胖的關鍵是吃的東西不能完全消化，而且應該吸收的東西也不能完全吸收，結果變成贅肉。原本營養物質的食物，沒有經過腸道吸收變成血液，反而只長體重，沒長血液，就變成身體的負擔。

所以想要讓自己變苗條，首先得讓腹臟功能正常。具體的調理方法有按摩經絡、調養脾胃、吃中藥等。記住，肥胖不是因為你食欲好、消化能力強，恰恰相反是你消化能力弱。

6 唯獨肚子很大，怎麼讓身材勻稱一些？

> 有人全身都很瘦，唯獨肚子很大，嚴重影響身體的協調性，為什麼會這樣？出現這種情況，應該如何更好地減肥，讓身材勻稱一些呢？

全身瘦、肚子卻很大，這種情況一般都是脾臟出現問題，因為腹由脾所主，大腹便便，多與體內寒氣過重有關。這時候不妨試著艾灸肚子，或是用暖水袋敷肚子。再則是推腹，如果推不動，感覺裡面有硬結，說明裡面有淤積。平時少吃一些甜食、燒烤、寒涼、油膩的東西，自然就不容易大肚子。

另外，肚子大也和脾的運化有關係，平時可以多揉揉小腿脾經。你把腿盤上，小腿內側摸著的一條

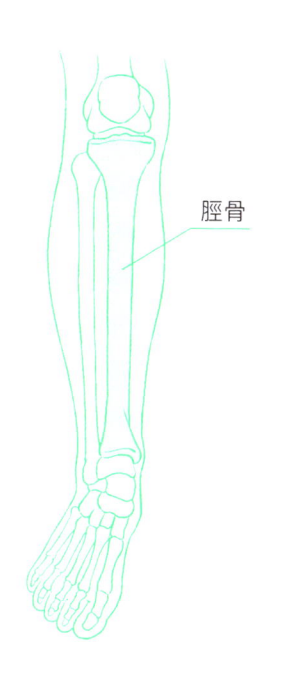

脛骨

骨頭稱為脛骨，用大拇指推著脛骨內側緣往上一捏，順著骨邊，這全部是小腿脾經，哪塊疼就多揉幾下。這塊揉通以後，上面的東西才能夠排泄出去，這就是脾的運化（運行消化）。如果這塊經絡都堵著，就沒有動力，也就等於肚子沒有清運功能，它不運化，就會在這兒堆積下來。而且你還得注意，不要三天打魚兩天曬網，天天無節制地大吃大喝，體內堆積比排出去的多，再揉也不管用。

　　只有知道問題所在，然後再配合著飲食調理，才能達到事半功倍的效果。

7 刮痧讓人包治百病的感覺，真的有如此神奇療效？

> 身邊有不少人，只要有頭疼腦熱就去刮痧，甚至想美容養顏也去刮痧，似乎刮痧讓人包治百病的感覺，真的有如此神奇療效？

刮痧的神奇並不是這個療法包治百病，而是它的功效被放大了。實際上刮痧就像撓癢癢，哪裡癢就撓哪裡，刮痧就是哪裡不舒服就刮哪裡，本質是把黏著在血管壁上的瘀血排出來。比如我們平時想要活血，會吃一些活血的藥，但是活血藥有個缺點，就是它先活你本來不瘀的地方，真正瘀的地方它也到不了，所以吃活血藥多了，反而容易瘀血。可是刮痧就不會出現這個問題，氣血不通暢或是毛細血管有堵塞的地方，刮一下等於幫它把瘀血散開，滲出皮膚，相當於輕微的放血。

實際上，痧不是刮出來，而是它裡面的氣血頂出來，就和抓癢一樣，不是哪塊都需要你抓一抓，有的地方根本不需要抓，癢的地方才抓，但一抓你會發現皮膚立刻就紅了，類

似要出血的樣子,實際上就是出痧。

　　激活人體本身的自癒能力,就是最好、最安全的治療方法。但是現在刮痧被盲目擴大化,就是為刮痧而刮痧。比如一個人某個地方疼或是不舒服,就去刮痧,也不知道為什麼而刮,只聽說刮痧好就去刮,甚至原本沒問題的地方也刮了一遍,讓人感覺刮痧像「包治百病」,其實根本不是那麼回事。

　　刮痧的本質是幫助人解決問題,非應該刮的、不應該刮的全都亂刮一通,弄出一副「包治百病」的假像。

8 三高又肥胖者，如何讓自己更加健康？

> 隨著生活水準逐漸提高，現在的「三高」人群日益增多，而且不少人體重還超重，面對這些人群，如何調理讓他們的身體更加健康呢？

　　古人都是防病於未然，治未病不治已病，就是採取相應措施，預防疾病發生。所謂「三高」就是高血壓、高血糖、高血脂，這是許多中老年人都可能會面臨的問題。為什麼我們的臟腑不能把這些多餘的油脂清理出去呢？一是現在人們的生活水準提高，大魚大肉已經成為許多家庭的餐桌日常必備菜；二是隨著生活節奏的加快，許多人忙於工作，無暇鍛鍊身體。久而久之，身上累積的油脂越來越多，加上熬夜成為一種習慣，還有各式各樣的壓力聚集到一塊，讓許多人在不知不覺中就變成「三高」族群。

　　面對這種情況，應該如何做出改變，讓自己的身體更加健康呢？這需要我們平常對臟腑進行梳理，也就是沒事多推腹、多跪膝，讓身體的血液充分流動起來。臟腑經過按摩，

不管是打嗝還是放屁，疏通氣血把體內多餘的東西（濁氣、濁水、大便、污血等）排出去，就不必擔心「三高」問題。否則，這些東西排不出去，就會滯留在體內，影響我們身體的健康。

　　因此，有一句話需要牢記，髒水永遠也洗不乾淨衣服。如果我們的血液不清潔，想要修復臟腑，是永遠也修復不好。所以要讓血液清潔後再修復臟腑，這樣不僅能夠降低「三高」發生的頻率，而且能夠讓身體更加健康有型。

9 女性如何透過經絡調理自己的身體？

一些女性身體較弱，容易生病，請問有針對女性常見的問題，透過經絡養生方法來改善嗎？

女性想要養生，不妨多搓揉腋下，這個位置對於女性來說容易形成氣結，多搓揉這裡，可以有效防止乳腺增生問題。從經絡圖上看，這裡有兩個重要的穴位，一個是輒筋穴，一個是淵腋穴，按摩它們有排濁養血的作用。

輒筋穴，位於胸外側區，第四肋間隙中，腋中線前一寸處。「輒」古指車箱左右板上端向外翻出的平板，其作用是防止車輪之泥水的飛濺，這裡指膽經氣血在此的變化為冷降下行。「筋」肝膽所主的風氣，這裡指穴內氣血為水濕風氣。輒筋名意指膽經的濕冷水氣在此吸濕後冷降歸地。淵腋穴傳來的濕冷水氣，至本穴後，因散熱吸濕而從天部降至地部，氣血的變化如同飛濺的泥水被擋下一般，故名輒筋。

淵腋穴，位於人體胸部側，舉臂時當腋中線上，腋下三寸，第四肋間隙中。「淵」深淵也。「腋」指穴位所在的部位

為腋部。淵腋名意指膽經的地部經水在此循胸側肋部從上落下。本穴內物質為肩井穴溢流而至的地部經水，至本穴後，水液在地球重力場的作用下，由胸側上部直落腰側下部，經水如同落入無底深淵一般，故名淵腋。

　　淵腋穴主要能改善胸滿、上肢麻痹、肋痛、腋下腫、臂痛不舉等。經常按摩淵腋穴，可以寬胸止痛、清熱降逆、消腫通徑、化痰散結。女性胸部有硬塊或者疼痛，可以先用掌心揉淵腋穴來緩解，然後手指併攏，進行搓揉。尤其，哪裡疼痛就搓揉哪裡。揉揉以後就覺得心裡舒服了。實際上這塊再往腋下旁邊還有一個大包穴，這是脾經的絡血，揉大包穴可以通調血脈。所以胳肢窩這個地方，對於女士而言，沒事多揉一揉，把覺得有硬結的地方揉散，痛的地方揉到不痛，是一個非常不錯的養生法。

　　中醫認為輒筋穴具有降逆平喘、疏肝和胃、理氣止痛的功效，主治腋腫、胸肋痛、肩臂痛、胃炎、嘔吐、吞酸、喘息、腋下淋巴結炎、肋間神經痛、四肢痙攣抽搐等症狀。

　　輒筋穴的作用首先是護著你的筋，讓你的筋通，筋是生血的。針對女性來說，淵腋穴和輒筋穴統屬膽經要穴，離乳房很近。乳房毒素必經膽經排出。經絡不通，毒素不排，是乳腺增生的罪魁禍首。因此，打通淵腋穴和輒筋穴，對改善乳腺增生非常有幫助。

輒筋穴

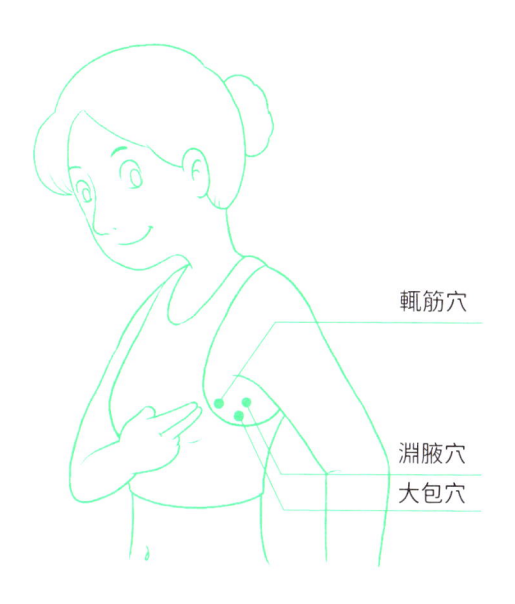

淵腋穴
大包穴

　　其次，輒筋的作用是抵禦髒東西進來。女子因為一些事氣鬱的時候，氣就容易結在輒筋穴和淵腋穴這兩個穴位，它們都是膽經上的穴位，膽經上通頭，下通腳的外側面，它是上下貫通。如果是在半路上出現問題，它就上下都不通了。頭痛的病、婦科的病，其實都是在半路上就堵塞住。所以這兩個穴位是交通要道，尤其針對女性的健康更為重要，可以抽空多按摩。

10 按摩經絡的時候，是否男女有別呢？

> 我們為了讓自己沒有病痛，或者身體更加健康，經常進行身體按摩。男女性別不同，按摩的手法是否也不相同呢？

首先，人體的經絡其實男女都一樣，但是個人之間有差異。所以不光是男女有別，就是男人與男人、女人與女人之間也有別，就像有人是寒性體質，有人是熱性體質，都不一樣。

其次，要考慮人的精神狀態，這需要醫患雙方進行良好的溝通，視其脈、觀其志。比如病人現在是虛弱狀態還是病正在發展，都得問清楚。不能說病人咳嗽，就直接開治療咳嗽的藥，而要看他咳到什麼程度，精神狀態如何？也就是說，只有真正瞭解病人的情況，才能對症下藥。

因此，同樣的病症，不同人治療的方法也不同。每個人對自己的身體都應該有基本的認識，平時哪些部位容易出現問題，就可以有目的或是重點地保養哪些部位。比如一個人的心臟不好，有時候不一定非得去醫院照 X 光才知道哪裡有

問題,它可能十年,甚至二十年以後,才會發展到需要醫療救治的地步,但自己早在病變之前就已經預先感知到。

我們人體有些病症當時沒有發出來,非代表不存在,也可能是隱藏起來不發。通常一個人氣血弱的時候,它就不愛發。你想,這都弱得沒有精力,身體怎麼能進行清除垃圾這種更深一層的東西?這時候反而相安無事。

現實生活中確實有些人明明病得一塌糊塗,卻還自我感覺良好,這種情況屬於對外界的感知能力下降了。

11 經常生氣而導致生病，應該怎麼調理？

> 身邊總有這樣的人，動不動就生氣，導致疾病纏身，這種人應該怎麼調理，才能讓身體更加健康？

　　生氣導致生病，屬於氣機紊亂。氣為血之帥，如果氣很通暢，血液就會順暢；反之，如果有氣結或者氣亂了，血液就會亂走。血液一旦亂走，就無法順暢地到達末梢。末梢缺血的時候，就會拘攣、疼痛。比如你這時候澆冷水，血濕熱，可以禦寒，如果你沒血，這寒氣就進來了，然後手就會腫痛，或者關節出問題等等。這些都是氣不順在作怪。有時候血液能流通但不順暢，到達末梢的時候也會痛或者脹，或者是麻木，有時候連麻感都沒有，說明連氣都過不去。此時，更容易受外傷，需要懂得自我保護。可見，最主要的問題就是氣能過去，把血帶回來。現在氣都堵在胸口上，被截住了，人能不生病嗎？但是有人性格使然，就是容易生氣，這時候趕緊把氣放出去就好了。排氣的方法有兩種：

　　第一、打嗝。氣由口出，從上面出來就是打嗝，經常生

病的，就是出口堵住了。若不打嗝，就容易頭暈；若打嗝，頭就不容易暈。因為這個濁氣出不來，就會上頭，頭就會暈。

　　第二、放屁。如果你腹中的氣透過大大小小的屁放出去，就是想腹脹也脹不了。所以放屁也是排氣的重要通道。

　　當然，不管是打嗝還是放屁，都不能隨心所欲，但是我們可以借助推腹來實現上面兩種排氣。先推腹，然後敲肚子，一敲一震動，打嗝最容易。而腹往下一推，放屁了，肚子裡不積氣。這個氣開始累積在腹中、腸道裡面，還好出去。氣太多了，在臟腑內到處存著，存在血管裡面的氣會隨著血液一起走，比如有人一到下午或者晚上，腿就脹得不行，有人是頭脹。脹就是氣有餘，就是氣亂跑，氣本來應該順暢地走，但是它沒地方走了，氣太多，又不能打嗝、放屁排出去，在裡面堵住了。這時候再有點外來的情緒，又產生新的氣，這時候就要氣炸了。這個氣一開始沒什麼事，但是氣滯則血瘀，就會造成瘀血。瘀血時間久了，就會長東西。百病從氣生，一定要把氣排出去。

　　如果打嗝、放屁還不過癮，體力允許的話，還可以試試快走、慢跑，只要出汗就行。出汗時毛孔打開，相當於開窗通風，把氣散出去。還有長期壓抑的人，就得讓他痛哭，最好是大聲哭泣，鼻涕眼淚全部流下來，這也是排氣。而且痛哭排的氣是深層的氣，所以「一哭解千愁」，能去百病。

12 如何讓皮膚看起來健康有光澤？

> 古語有云：「女為悅己者容」，現代人越來越注重自己的外貌。作為現代人如何保養，才能讓自己的皮膚看起來健康有光澤呢？

大家在關注自己皮膚的時候，往往只看到氣色不好、有黑眼圈、長皺紋，卻忽視背後的因素。你要知道，表面的東西都不能長久，最終還是要從根本上解決問題。若是放任不管，隨著人體逐漸衰老，皮膚問題會越來越嚴重。

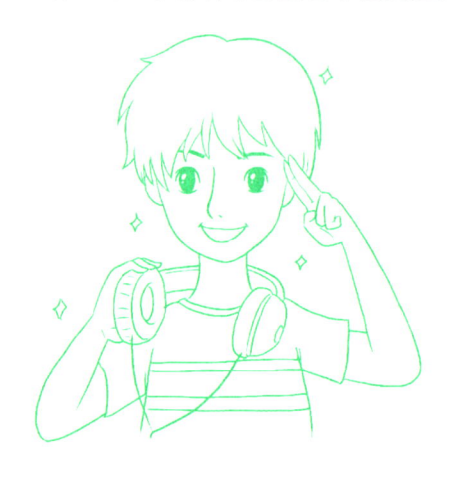

比如當你臉上的皮膚不好的時候，脖子、肚子、胳膊等皮膚也不是很光滑、很細嫩。人體衰老是整體衰老，鬆弛是整體鬆弛。所以對於皮膚問題，必須從全域、從整體來看。到底如何做，才能讓自己的皮膚看起來更白嫩、更健康呢？

第一、睡好覺。熬夜是導致人衰老的一個重要因素，年輕人偶爾熬夜或是經常熬夜，覺得沒什麼，第二天照樣可以精神奕奕出門學習、工作，但當你到三四十歲以後，再經常熬夜的話，就會有種力不從心的感覺。究其原因，我們的身體隨著年齡的增長也逐漸衰老。當年齡漸長以後，你若還保持著年輕時的熬夜習慣，身體就會向你發出警示，輕則臉色變差，重則長出許多皺紋，加速衰老。

第二、保養五臟。想要皮膚好，衰老得慢，就得注重保養。這裡的保養不是說讓你抹多昂貴的化妝品，而是保養五臟。比如說脾主肉，肉鬆弛了，就把脾健好。肝主筋，筋鬆了，人就沒有柔韌性，皮膚也會喪失彈性。而且肝有解毒功能，人體肝的解毒功能弱，臉色就不好，就像蒙上一層灰塵一樣比較暗淡。心主血脈，如果血脈不好，臉色就蒼白，或者灰色，不是很紅潤。肺主皮毛，皮膚是不是緊緻、有光澤，毛孔是不是粗大，這些都與肺氣有關係。

第三、注重養生。說到養生，許多人會說，多喝熱水、穿好衛生褲、不要熬夜、枸杞隨身帶……，這些方法在不

同的時間段都確實可行。養生應該是在排除自己一些不良習慣的基礎上，讓自己舒服、不累。但如果把大量的時間都用在養生上，做任何事情之前都先求證一下是不是符合養生要求，那就適得其反了。知止則不殆，按照天時地利人和的節律走，更利於真正的養生。

13 女性臉色變黃、粗糙、暗淡無光，怎麼改善？

> 臉部是人美觀的第一問題，我只有二十多歲，似乎已經老了，臉色變黃、粗糙、暗淡無光，感覺和身邊五六十歲女性的皮膚一樣，甚至還不如她們的皮膚，這嚴重情況已影響到我的工作、學習和社交，請問有什麼方法急救嗎？

愛美是人的天性，如果一個人的臉上出現問題，說明臟腑早就受到損害。這一點在《黃帝內經》中有論述：「五七，陽明脈衰，面始焦，髮始墮。」意思是說，女人三十五歲時，面容開始憔悴、頭髮開始脫落。

種種衰老的跡象都是因為陽明脈開始虛弱、衰竭了。「陽明脈」指的就是脾胃之經，而女人變老就是從脾氣虛弱開始。比如血是新鮮血液，到臉部是粉紅；血是污濁的血液，到臉部就是蠟黃、灰暗。所以血要清潔，臉色才好、才有光澤。而胃主血所傷病，所以調養脾胃是關鍵。

簡單調理脾胃的方法，就是經常推腹，因為腹部容易淤

積。還有虛寒體質的人，一定要少吃寒涼的東西，否則代謝不好，就會阻擋其他營養的吸收，使食物不生精而生痰。

至於日常健脾的飲食，可以吃點容易消化吸收的白菜、蘿蔔、山藥、馬鈴薯等接地氣的食物。只有吃得好，面色才能紅潤。

Chapter 8
隨著四季養生，
身體整年更健康

春養肝、夏養心、秋養肺、冬養腎，不同季節，不同氣候環境，應該養護不同臟腑，抓住四季養生的核心，身體才會更加健康。

1 「春困」背後是什麼原理呢？

> 我們經常說「春困秋乏」，「春困」這背後有著什麼樣的原理？如何在春季正確養生呢？

春天是生發的季節，這個生發是氣上來了，血也上來了。冬天是儲備能量的季節，如果你把冬天的能量儲備好，春天就是最有力量的時候。如果冬天沒養好，肝血不足，血上不來，氣上來，春天必將痿厥、軟弱無力、沒勁兒，還覺得冷，怕冷就是陽氣不夠。而且氣上來了，不和血一起走，氣就是濁氣，所以沒有血供應頭，頭就暈。春天容易犯的眩暈症，這就是春困。

春困是一種自我保護，自我修復。春天原本應該晚睡早起，但是你起不來，多睡會兒也無妨，也不是說人非得早起。精力旺盛的人，他早起更有能量，是給他的助力。你沒有能量，冬天沒儲備好，還非得早起跑步，反而會生病。

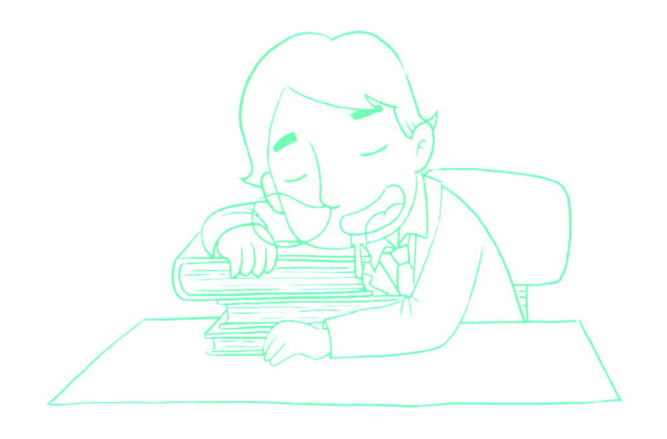

所以春困（指春天感到困倦）不一定就不好，反而可以借助春天的生發之力，把原來沒補足的東西補上。我們多次提到，春天補的是肝血，所以春天能多睡覺也挺好。

　　冬天補的是腎精，腎精沒補上，能把肝血補好了，也可以為夏天做好準備。

2 春季養生的時候，應該注意哪些問題？

> 立春以後，春天就正式來臨了，想問春季養生，需要注意哪些問題？

《黃帝內經》講養生的時候，說得比較正統，說養生從生到長，到收，到藏，是一個循環的過程。寒冷的冬天已經過去，溫暖的春天已經到來，春天講究生發，就是把冬天儲存的東西發出來，就像小樹長新芽一樣。春天萬物為榮，一切都在向上升騰，這時候可以調精神。說到這裡，又說回睡覺。俗話說，一年之計在於春，一天之計在於晨。冬天睡覺講究早睡早起，春天睡覺講究晚睡早起。當然，不管晚睡早睡，都要睡足睡夠，這樣精神才會好，白天才有精神做事。

《黃帝內經》提到，睡覺就是天補，身體需要休息的時候不用非得做點什麼準備，吃點什麼東西，直接睡覺就好。所以許多人生病的時候，醫囑多是與休息有關。

古人春季養生，除了睡好覺，還講究早起。早起的時候可以廣步於庭，就是早上起來散散步。古人把頭髮盤在頭

上，不管男的女的，拿個簪子一別，有點拘束的意思。散步的時候，披髮緩行，就是把頭髮散開，讓你身心放鬆。

同時，《黃帝內經》中主張，春季養生還應注意「生而勿殺，予而勿奪，賞而勿罰，此春氣之應，養生之道也。」其意指到了春天，人應該常懷悲憫之心，勿起殺念。因為春天折一枝花，秋天就會少收一個果。這時還要盡可能地多給予，不要掠奪；多獎賞，不要懲罰，這是春季的養生之道，同時也代表一種人生態度。

所以春天養生要應時而養，養心、養身、養情懷。不應該生的氣，少生或不生。不應該吵的架，儘量不吵。其中最養的是肝，最傷的也是肝。傷肝就是夏生寒便。到夏天，本應火氣正足、精力正旺，夏生寒便，就沒大火力了，人家怕熱，你怕冷，全因火力不足。所以借著春天的天時把肝養得強壯，非常重要。

肝者，幹也，就是幹事兒的。你想精力充沛，體力充足，氣血旺盛就靠肝。所以肝是一個幹將，為將軍之官。想要有所成就，想要出人頭地，肝就必須得好。因為肝是人體的一個寶藏，它是藏血的臟器。目得血則能視，足得血則能步，掌得血則能握，指受血能攝。所以春季養生重在養肝。

✦ 為什麼稱為春夏養陽，秋冬養陰？

養陽就是養心臟和肝臟，要動，陽以動為養，陰以靜為養。所以秋天養肺，冬天養腎，冬天要少折騰，要靜下來。

但有些人的體質特別寒涼，冬天的時候無法醫治，只能等到夏天。因為夏天炎熱的天氣有助於把體內的寒涼發出來，所以要冬病夏治。

3 炎熱夏季，年輕人應該如何更好地養生？

> 說到夏季養生，首先想到的就是一群年輕人，晚上在店家喝啤酒吃燒烤，這樣看似很快活，卻不知不覺中對健康已造成傷害。年輕人在夏季應該如何更好的養生呢？

《黃帝內經》曰：「夏三月，此謂蕃秀，天地氣交，萬物華實。夜臥早起，無厭於日，使志無怒，使華英成秀，使氣得泄，若所愛在外。此夏氣之應，養長之道也。逆之則傷心，秋為痎瘧，奉收者少，冬至重病。」夏三月是指「立夏」到「立秋」前這三個月。春天開花，到了夏天則是枝葉茂密，老樹上出現新枝；有的植物開花受精後，開始孕育果實。

春天「天地俱生」，地氣都往上走，升到天上凝不成雨，只凝成了雲，所以有「春雨貴如油」的說法；而到了夏天，地氣上升為雲，天氣下降為雨，一升一降，這種交流就開始了。一到夏天，有開花的植物，也有開始結果的植物，像早

春開得很早的杏花,到夏天就沒了,但結了果。夏至前後,杏就黃,我們就能吃到杏。這個時候比春天光開花那會兒更充足,所以稱為「萬物華實」。

在夏天,需根據天地的變化來調整作息時間,「夜臥早起」即可以晚點睡覺、早點起來,因為這會兒晝長夜短。「無厭於日」即是在夏天這麼激烈奔放的時候,不要討厭太陽。

其實,夏天本來就應該熱,植物要華而實,想孕好果子,必須要在夏天受熱才行,否則成熟不了。人的生理發育和自然是同步的,如果光有秋收、冬藏、春生,沒有夏天的熱,許多人的生理功能就會受影響。

我們的身體對各種營養物質,比如說鈣、維生素 D 的吸收,都是需要光照。可是我們到了夏天卻怕熱,想盡辦法躲太陽。人的身體是冬暖夏涼。在冬天,你的身體熱呼呼的;到夏天,就自動降溫是涼的。因為我們人體有一套自我平衡的系統,比如你感覺冷了,身體會透過抖動來振奮體內的陽氣,使自己熱呼呼起來。但是在夏天,不從根本上「鼓勵」自己的腎水來平抑心火,反而透過喝冰水、吹冷氣來降火,結果把自己的感官麻痺掉,最後在不「知」不「覺」中被病邪侵害。

我們常說「怒傷肝」,可見怒是要傷自己。如果已經怒了,怎麼辦?需找合適的場合把它發出去,絕對不要去制

怒,把心中的那股氣壓在那兒。人身上的能量是守恆的,生氣了,你若不把它轉化出去,那口氣永遠在那兒。剛開始是無形的一口氣,慢慢地它會再結合身體裡的其他「隱形殺手」,比如痰、瘀血等,時間一長,就變成有形的。

許多人生氣以後的習慣就是吃東西,我建議大家這時候千萬別吃。我們知道肝氣是往上走,所以有一句成語是「怒髮衝冠」。吃東西是往下嚥的,而足陽明胃經是從頭往腳上走的,所以一個往上頂,一個往下壓。而氣本來是無形的能量,但是加上你吃進去的東西後,就變成有形的,所以生氣的時候吃東西,會形成很難化解的鬱氣,有句話是「吃飯不生氣,生氣不吃飯」。

所以夏季養生重在養情志。其中「使氣得泄」,意思是心中有不平或是鬱悶之氣,可以排出去。一種排法是透過代謝把體內的污濁排出去;一種是把能量用到能用的地方。春天對應的是肝,夏天對應的是心,這裡的「心」除了指我們的心臟,還包括我們的情緒、情感。到了夏季,心氣隨著天氣的變化也變得很足很旺,願意把愛表達出來,所以是「若所愛在外」。

實際上,養生就應該跟著氣候走,這稱為「應」。春天是發芽的季節,夏天就是瘋狂生長、孕育果實的季節。這和我們人類一樣,如果沒有經過快速生長的階段,就有可能發

育不好，因此可能出現抑鬱症、狂躁症，包括一些心臟疾病，這就是「此夏氣之應，養長之道也」。

「逆之則傷心，秋為痎瘧，奉收者少，冬至重病。」夏天本來應該熱，你非得逆著它，就容易傷了自己的心氣。如此導致到了秋天容易得一種病「瘧疾」，一會兒冷、一會兒熱。其實，這是伏寒在身體裡發散不出來的緣故。秋天的時候，沒有果實可以收穫，所以「奉收者少，冬至重病」。

所以夏天的時候不可貪涼，宜多喝溫熱的水、少吃冰鎮的食物，睡覺的時候需蓋好肚子。

4 夏季女性養生，需要注意哪些事項呢？

> 夏季是女性既渴望又害怕的季節，渴望夏季來臨是因為可以穿著漂亮的裙子，而害怕的是流汗會花了自己的妝容。其實，這些都是次要，只要有健康的身體，無論哪個季節都可以展示自己的魅力。針對女性來說，夏季養生需要注意哪些事項呢？

中醫理論認為，夏季養生重在養「心」。這裡的「心」指包括心臟在內的整個神經系統及心理精神因素。夏季天熱、氣候乾燥、晝長夜短，五行屬火，對應的是臟腑為「心」。可見，夏季養心並非沒有道理。

如何養心好呢？首先想到的就是心靜自然涼，所以我們可以聽一些舒緩的音樂，著急上火的事情，別著急去辦，先冷靜幾分鐘，讓自己內心平靜下來，使心臟得到休息。

夏季陽氣旺盛，陰氣開始滋長。在這個季節養生一方面要保護陽氣，但也要提防陽氣過旺出現上火的情況；另外一方面需滋陰調息、養護心臟。

夏季天熱人體容易出汗,而汗為心之液,出汗過多容易損傷心陰,應以減少運動量,少出汗為宜。另外,應注意及時補充水分,必要時還可食用口服液補鹽分。

夏季炎熱容易使人產生煩躁的情緒,而中醫認為心主神明,因此必要時可服用一些寧心養心的中藥,比如酸棗仁、炙遠志等。可以降低交感神經的興奮性、減緩新陳代謝、減輕燥熱感,進而達到情緒舒緩的效果。當然,更關鍵的一點就是應該以積極而愉悅的心態面對每一天,心態好,酷暑的夏季也對你無可奈何。

另外,夏季晝長夜短,必須維持充足的睡眠時間,最好能夠維持每天 8 小時的睡眠時間。應晚睡早起,順應自然界陽盛陰虛的變化。不要滑手機而忘記睡覺,這樣對身體會造成極大的傷害。每天中午維持 1 小時的午休時間,最好能夠躺著睡午覺,趴著睡覺、坐著睡覺,都難以達到真正午休的效果。

夏季也是腸胃病高發季,儘量減少食用高熱量及油膩的食物,多吃一些清淡的食物,比如蘿蔔、苦瓜、番茄等,這樣對減少腸胃病非常有益。

5 秋季養生的關鍵，為什麼是養好肺部？

> 說到秋季養生，更多人想到的是這兩個詞：秋困和秋膘。其實，秋季是養肺的最佳時節。具體應該如何在秋季養肺呢？

秋季養生的核心就是養肺，這說起來很容易，但是做起來還是有難度。應該如何在秋季養好肺呢？

當我們的身體很健康，內在的身體機能沒有毛病時，肺部是很少生病的。除非有外來力量的「迫害」，什麼是外來的力量呢？外來的力量就是外界來的寒氣。我們呼吸的時候，自然會將空氣中的寒氣吸入肺部，但吸入肺部的寒氣沒有及時地排出體外，這個時候就可能傷害到肺部。所以想要保護肺部，就得杜絕寒氣侵入我們的身體。

常言道，內因是事物發展的決定因素，外因影響內因，但不可能決定內因。同樣的道理，傷害肺部的內因就是肝火，因此，全力消滅肝火才可以很好地養肺。

秋季正是肺的臟氣最旺、功能最強大的時候，所以抓住這個季節養肺往往能夠達到事半功倍的效果。從中醫理論上來說，肺主要有兩大功能：一是宣發；二是肅降。何為宣發呢？說白了就是透過發汗、咳嗽、流鼻涕表現出來。何為肅降呢？其實，肅降功能主要有兩種表現形式：一是通調水道，下輸膀胱；二是推動腸道，排泄糟粕。但是肅降的功能還有它的特殊性，也就是它的功能在正常的時候，我們根本看不到它對人體的作用和意義，可以用可有可無來形容。但是，一旦它的功能出現問題時，我們很快就看到它對人體的作用和意義是多麼的重大，此刻我們可以用缺它不可來形容。比如本書前面講到的便祕、排尿困難等，其實都是肅降功能出現問題導致的後果。當肺的功能出現問題的時候，怎麼辦呢？

　　首要做的就是補中氣。為什麼要補中氣呢？因為肺功能的力量就來自中氣，只有補了中氣，才能讓肺的功能重新恢復活力。比如參苓白術丸、補中益氣丸等，對健脾補肺，補給中氣有良好的效果。

手太陰肺經

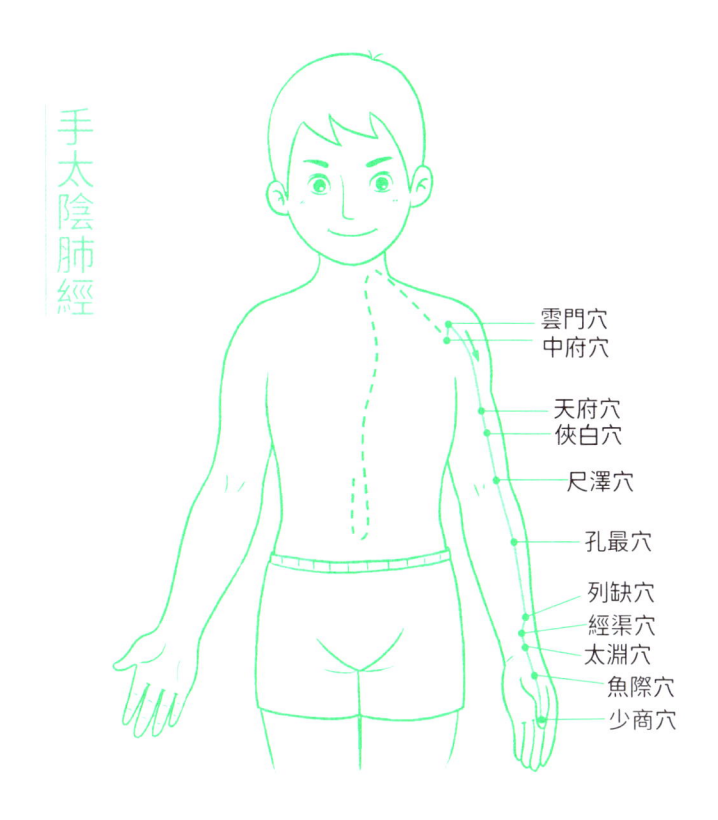

雲門穴
中府穴

天府穴
俠白穴

尺澤穴

孔最穴

列缺穴
經渠穴
太淵穴
魚際穴
少商穴

　　肺經上面有兩個穴位：一個是中府穴；另外一個是原穴。中府穴是中氣的聚集地，原穴是中氣最強的地方。經常對這兩個穴位進行按摩、艾灸都能達到補中氣的效果。對肺造成最大的傷害是來自外界的寒氣。當然，我們也不能忽視內部的傷害，內部最大的傷害是肝火。如果肝火能夠及時消解，就不會對肺造成多大的傷害。另外，如果平時多按摩肝經的太衝穴和行間穴，也能夠及時地消解肝火。

有人無論是春夏秋冬，即使是豔陽高照，也覺得特別冷。要麼哆哆嗦嗦，蜷縮成一團，要麼就是穿著很厚的衣服，夏季也不忘穿衛生褲，這種人其實就是肺氣不足的表現。《類證治裁‧喘症論治》中提到：「肺為氣之主，腎為氣之根，肺主出氣，腎主納氣，陰陽相交，呼吸乃和。」可見，想要改善這種情況最好從調理腎開始，比如經常艾灸命門穴、俞穴、關元穴、太溪穴等，可以達到補肺氣的作用。

我們身邊經常有這樣的人，雖然肝火很旺，脾氣很大，但能夠控制自己。並不是說這些人肺部各方面都很健康，恰好這些人會經常胸悶，似乎喘氣都有困難。如何解決這個問題呢？可以按摩尺澤穴，尺澤穴為肺經合穴，經常按摩可使肺氣不累積於胸中，還有平衡肝火的效果。經常按摩尺澤穴，有助於緩解高血壓、哮喘症等疾病。由於，每個人的體質不同，採取的秋季養肺之法也是不盡相同，自己覺得怎樣調理身體最舒服，就用怎樣的方法調理。

6 為什麼說秋季養生營養要均衡，水分補充是關鍵？

> 病從口入，這是我們經常掛在嘴邊的一句話，不僅說明絕大多數疾病的傳播途徑，同時也說明一個問題：「健康是吃出來的。」秋季我們怎麼養生，才能夠有健康的身體呢？

秋季的時候天氣逐漸轉涼，氣候變得乾燥起來，也是一年中養生最好的時節之一。秋季養生具體養什麼呢？從精神層面來講，秋季養生主要養的是情志。

秋季是收穫的季節，我們在生活飲食方面應該多補充哪些食物呢？可以多食一些蘋果、葡萄乾、芹菜等，因為這些食物都含有豐富的纖維素，無論是對肺，還是對身體其他機能的恢復，都有很好的效果。當然，還可以吃一些核桃、金槍魚等，因為這些食物裡面含有豐富的胺基酸，不僅對腦細胞的發育有促進作用，更關鍵的是還有清醒大腦之效，防止我們在工作和學習中出現「秋困」（指春天感到困倦）。

現在許多人為了保持身材，減肥少吃飯，甚至不吃飯，這都是不可取。為了健康的身體，我們不僅要吃飯，更要科學地吃飯。早餐是一天中的第一頓飯，非常重要。吃好早餐，可以擁有元氣滿滿的一天。否則，接下來的一天我們缺少營養供給，身體各種機能運轉緩慢，必然沒有充沛的精力工作和學習。有關研究顯示，如果早餐吃得太少，或者不吃早餐，體內分泌的應急激素也會相應減少，這對人的身體是極為有害。

　　從健康的角度出發，人至少每隔四個小時用餐一次，才能達到身體所需要的營養供給。在吃飯的時候，堅決杜絕暴飲暴食，有些人覺得早晨沒有吃早餐，可以透過午餐，甚至晚餐狠狠補回來，這樣的惡補是無濟於事，甚至還會對健康造成危害。有些人肥胖，就是因為早餐不吃，午飯簡單吃一點，到了晚餐有充足的時間及認真烹調，做一些高營養、高熱量、高蛋白的食物，甚至晚餐喝酒吃燒烤，或者一個晚上趕好幾個飯局，加上晚上運動量很少、消化功能放緩，最終導致吃進去的食物沒有消化，就變成腰間的「呼啦圈」。

　　我們經常說的「秋困」，其中一個主要的原因就是營養不均衡，比如暴飲暴食，在消化這些食物的時候，就要更多的能量，或者一天只吃一頓飯，我們身體本身的能量由於食物供給減少，使得身體能量有限，還得分配一些能量到工作

和學習之中，身體能量一減再減，導致我們不僅精力難以集中，而且感覺到很疲憊，使得「秋困」更加嚴重。所以秋季養生為身體提供豐富的能量是關鍵。當然，無論哪個季節養生維持身體豐富的能量都是首要，這是健康的保障。

秋季氣候日漸乾燥，我們也要維持身體內有充足的水分，比如多喝湯、多喝粥，也可以透過多食水果為身體補充水分。可能許多人不清楚什麼時候需要補充水分，具體補給多少水分合適。其實，絕對不能感覺到口渴了再補充水分，口渴說明身體已經嚴重缺水，並且向你身體提出抗議了。人體每天需要補充的水量在 2000 毫升左右。如果食用許多的蔬菜水果，你可以適當減少補給水分，因為蔬菜水果當中的含水量很高。如果工作或者學習太投入而經常忘記喝水，不妨設置一個鬧鈴來提醒自己喝水。

網路上有人提問：一個人沒有食物可以活多少天？沒有水可以活多少天？我看網友更贊同的答案是：沒有食物，人可以活三星期；沒有水，人僅可活 3 天。這說明與食物相比，人更不可缺水。所以秋季想要身體健康，不妨從補充水分開始。

7　冬季養生講究「冬藏」，「藏」的是什麼？

> 我們常說：「春生夏長，秋收冬藏。」而「冬藏」到底是「藏」什麼？「藏」即意味著待在家裡不出門嗎？還是有一些其他特別的說法呢？

《黃帝內經》中有一部分提到「四氣調神大論」，「四氣」指的就是四季，四季可用來調神。「神」就是所主，這個季節什麼臟腑所主，如冬天臟腑就是腎臟所主，所以冬天主要就是調腎。關於調腎，《黃帝內經》說得既簡單又清晰，也很全面，就是「冬三月，此謂閉藏」。具體來說，就是封閉起來，隱藏起來，像熊鑽進樹洞裡面冬眠一般，蓄養精神。其實，「藏」強調的就是多睡覺，所以人們常提到「睡不醒的冬三月」，實際上是很有道理。但現在人工作很忙，想睡也睡不著，所以更需要多補眠，睏了就睡，尤其週末多補補眠。

現在熬夜的人很多，總覺得晚上的時光很美好，很安靜，靈感也多，而且精神很足，不睏不想睡覺。《黃帝內經》上說，冬季養生在起居方面，強調「早臥晚起，必待日光」。

古人睡覺本來就早，遵循日出而作，日落而息。一看天黑了就睡覺，白天一定要等陽光出來的時候再起來工作。

在情志上怎麼調養呢？情志上重在「調神」，就是調精神。《黃帝內經》說：「使志若伏若匿，若有私意，若已有得。」「若伏若匿」即情志得藏起來，得臥薪嚐膽，暗使勁，儲備能量，以便為來年春天的生發做好準備。「若伏若匿，若有私意」即儲存能量是自己的事，和別人沒關係。自己默默奮進，自強不息，有朝一日一鳴驚人，在草木皆枯的冬天就靠儲備的這些能量度日。「若已有得」即雖然我現在什麼都沒得到，但是我就像在冬天釀酒一樣，已經開始行動，相信來年酒釀好後，自然是佳釀。比如把種子播下，等來年收穫就好。故「冬藏」即從情志和生活作息這兩方面入手。

另外，到了冬天，許多人愛鍛鍊，但是最好別出大汗，出大汗等於把毛孔打開，陽氣就散出去，「冬藏」沒有藏住，來年春天就會得痿厥的病。「痿」就是渾身無力；「厥」就是從四肢上開始冷。「厥冷」是從身體裡面發出來的冷，不是外邊來的冷，整體感覺就是渾身又冷又無力，其實就是沒有儲藏好能量。

冬天最適合進補的就是腎，這裡有一個簡單的判斷方法，如果腳熱就得補腎；如果腳冰涼就得多睡覺。我們可以透過飲食來實現「冬藏」，可以每天吃點補腎的食物，能不能

補上，要先過脾胃這一關。吃的食物只有脾胃接納、吸收，變成營養才能補到腎。如果脾胃不好，你吃完以後，不僅沒補到腎，還長好多贅肉，然後一熬夜還會長好多痘痘，不僅沒有補進去，反而還成一種毒素。所以冬天補腎需根據體質進補。比如有人體質寒涼，就多喝點羊肉濃湯；如果體質熱，就吃點涼的東西，比如梨等，也是完全可以的。

有些朋友也許疑惑了，到底如何判斷自己的體質偏熱還是偏寒涼？其實很好區分，經常喜歡吃涼食物者，就是熱性體質，這種人就不需要泡腳做足療，而那些體質偏寒涼的人，則要多做點與熱有關的事情。

✦ 哪一種運動方法更加適合冬季健身？

《黃帝內經》曰：「冬不按蹻。」意思是說，冬天不要做過於劇烈的運動。

跪膝法、推腹、金雞獨立等溫和的運動正好適合冬季練習。推腹就是往下走，即是清理腸胃、調理五臟。跪膝就是把陽氣升騰起來，讓你的精神充足，尤其那些火氣大、煩燥的人需多推推腹，而那些陽氣不足的人多跪膝。有許多人腳一涼，頭就痛，這屬於上熱下寒，下面越冷，上面越熱，下面的寒氣把上面的熱氣逼到頭上，從而導致頭暈頭痛。這麼一跪膝，把氣血引到腿上，腳也溫熱，然後頭不痛，也不暈了。

8　冬季養生是養哪些臟器？如何養效果更佳？

> 中醫特別講究順時養生、順氣養生。聽說不同的臟器有不一樣的養生規律，冬天應該注重養哪些臟器、如何養效果更佳？

　　冬天養生講究一個「藏」，誰是封「藏」之本？就是腎，所以冬天養生就是養腎。雖然腎氣當令腎所主，但是脾也參與，兩者共同完成補身體的作用。所以冬天除了補腎以外，還要健脾。從食療方面看，大家可以吃點羊肉，補心又補腎，還能活血通脈。但是光吃羊肉效果有限，還需要加點輔助的食材，比如像白蘿蔔，可以讓吃完的羊肉在體內更好地消化。因此，想補腎一定要健脾，否則吃的東西不消化，滯塞在腸胃，也就補不到哪兒去。

　　其實冬天補腎，主要補腎精。《黃帝內經》中特別強調腎氣要足，因為腎氣決定一個人的整體壽命。比如文中言：「女子七歲，腎氣盛，齒更髮長；二七而天癸至，任脈通，太衝脈盛，月事以時下，故有子；三七，腎氣平均，故真牙

生而長極;四七,筋骨堅,髮長極,身體盛壯;五七,陽明脈衰,面始焦,髮始墮;六七,三陽脈衰於上,面皆焦,髮始白;七七,任脈虛,太衝脈衰少,天癸竭,地道不通,故形壞而無子也。」

「丈夫八歲,腎氣實,髮長齒更;二八,腎氣盛,天癸至,精氣溢瀉,陰陽和,故能有子;三八,腎氣平均,筋骨勁強,故真牙生而長極;四八,筋骨隆盛,肌肉滿壯;五八,腎氣衰,髮墮齒槁;六八,陽氣衰竭於上,面焦,髮鬢頒白;七八,肝氣衰,筋不能動,天癸竭,精少,腎臟衰,形體皆極;八八,則齒髮去。腎者主水,受五臟六腑之精而藏之,故五臟盛,乃能瀉。今五臟皆衰,筋骨解墮,天癸盡矣。故髮鬢白,身體重,行步不正,而無子耳。」

以上論斷,揭示生死的根本原因,就是腎氣的盛衰,腎氣盛則生,腎氣衰則死。可是,身邊也不乏百歲老人者,這是什麼緣故呢?對此,《黃帝內經》又曰:「此其天壽過度,氣脈常通,而腎氣有餘也。」意思是說,上天給的壽數超過了限度,腎精的氣脈通暢,腎氣有餘也。但是這種人畢竟是少數,只要我們學會養生之道,就能「老者復壯,壯者益治」。

9 每到換季時總是胃痛，怎麼防治好呢？

> 有人身體特別敏感，每到換季的時候就胃痛，請問除了提前預防，還有其他方法可以改善換季胃痛的毛病嗎？

著涼就胃痛，說明身體怕涼，那麼就儘量別著涼。一個人身體本來就涼，再受涼就受不了，所以「寒者熱之，熱者寒之。」不受涼，沒有激發胃痛的東西，它暫時過得去，可能就不會發作。所以寒性體質的人，切記不能讓胃受寒，不吃冰鎮寒涼的東西。這裡有個日常簡單的保健手法，就是經常把手搓熱後搗肚子，然後吃溫熱一點的食物，這樣自然就減少胃痛了。如果想進一步改善體質，可以艾灸，這對寒涼體質是最有效。至於怎麼灸、灸多久，因人而異。灸就是持續不斷地加熱，因為體內寒氣重，透過灸把寒驅走，讓身體處於溫暖平和的狀態，這時候再來點涼的，你就能扛得住，就沒有額外的損傷。

其實犯病都是額外的損傷，如果我們的身體能承受得

住，比如稍微吹點涼風，稍微有點頭疼，不會覺得有太大問題，但是有時候你根本就受不住，本身到臨界點了，已經非常寒涼，再受點寒，就被誘發出來。這時候可以提早準備，讓有寒的地方暖起來。

每年換季的時候，仍然有許多人生病，就是臨界點把握得不好。換季時，主導的臟腑也在變化，像春天肝所主，夏天心所主，到夏秋交替的時候脾所主，秋天肺所主，冬天腎所主。所以人體也在不斷地調整，像肝氣旺的人到春天的時候肝火更旺，可能到了秋天的時候肝火沒那麼旺，所以換季會有變化。平時我們可能考慮不到季節對五臟六腑的影響或是哪個臟器所主，但我們可以防患於未然，在沒有換季之前先改善我們的體質。

身體最怕堵，首先是腸胃不能堵，腸胃一堵，五臟六腑全堵了，所以腸胃要保持通暢，沒事就推肚子，推到又能打嗝又能放屁，然後大便增多，小便通暢，平常的時候肚子咕咕一直響，這就是有效果。如果還想進一步讓全身血液循環更快一點，可以跪膝，做深蹲也行，或者蹲著走，就像小孩在雪天的雪地裡拿支樹枝寫字，寫完了再拿腳搓，就這麼蹲著往前走。小孩玩沙子，看螞蟻打架就蹲著，對身體有很好的調養作用，這樣慢慢地體質就增強了，這是最簡單的方法。有人說慢跑行不行？慢跑很好，慢跑最長的就是肺活量，可

增強心肺功能。有人說我不慢跑,走路行不行?走路長的是肝,肝血能長起來;走路長的是筋,使筋更強壯。有人說打坐好,打坐養的是脾。站樁(身體如木樁般站立不動)行不行?站樁補的是腎,都很好。

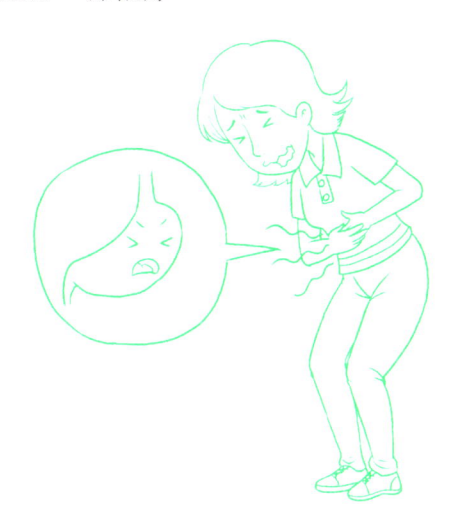

也就是說,想要不生病,就在平時多做準備,這樣才能改變弱的體質。《黃帝內經》中有一句話:「亂已成而治之,病已成而藥之。」亂已經形成再治,病已經有了再用藥,「譬猶渴而掘井」即是現在想喝水才挖井;「鬥而鑄兵」就是打仗趕緊先磨槍,或者先鑄造一個兵器,還來得及嗎?臨時抱佛腳是來不及的。「不亦晚乎」,這就是《黃帝內經》裡面提供人們警醒的話,很重要,也很實用。所以知道防患於平時,到真正有問題的時候也不必擔心。如果平時都不做

準備，只是在生病的時候著急，病好以後又恢復原樣，傷疤好了忘了疼，那是沒用的。

　　提到艾灸，很早以前有個土方，在孩子胳膊上灸出疤痕後不容易生病，而且不說這種做法有沒有效果，就是有效果也沒有必要。養生應該是讓人愉悅的過程，如果一種養生方法從心理上就讓人抵觸，就沒有必要去做，而且好多東西不是百分之百有效果，可能一半有用，或者一小部分有用，而且這有用的前提還是你得會弄，弄好、弄對，可能才有一點用。比如足三里穴，在日本有句諺語：「想要身體安，三里常不幹。」還有一句諺語：「不與不灸三里者同行。」經常艾灸足三里穴，就會被燙傷、起皰，那裡總有斑痕。如果總是有斑痕，就會引著你的鮮血總是去那修復，一修復經絡就通了。在孩子重要的穴位上灸一下，就等於氣血總是到那裡修復，比如艾灸大腸經，可以防止感冒、便祕。但是有好多很文雅和緩的方法，也同樣有這個效果，何必非得弄一個疤痕呢？好多東西有時候事倍功半，可能有點作用，但是投入的代價比較大，除非沒轍了，比如就這麼一塊饅頭，不吃這個就沒別的可以吃，那就只能吃了。但是現在你有那麼多選擇，有麵包，有蛋糕，非得吃這個饅頭嗎？

　　需要強調的是，任何養生方法都要以安全為前提，量力而行。

10 夏季冷、冬季熱，這種體質如何調理比較妥適？

> 有些人總是與眾不同，冬季大家感覺很冷，但他感覺很熱；夏季大家感覺很熱，他反而感覺很冷，這種情況正常嗎？

《黃帝內經》曰：「無問其病，以平為期。」即是不要問病人的感覺，以脈象平和為目的、為標準。冬天熱、夏天冷，說明體內不調和。有時候追究症狀的病因，越追究越遠，最後問題也沒解決。但是我們知道什麼是正確答案，就是把身體調和到陰陽平衡的狀態，身體自然就應該冷的時候冷，應該熱的時候熱了。

另外，夏季怕冷，說明體內陽氣不足，也就是腎的精氣不足。這就要求我們冬天的時候需把腎陽補足。冬天補不足，春天也要趕緊把腎陽調動起來，溫煦全身各處。

這些和先天體質有關，先天體質虛寒的人，平常可以多做艾灸、多吃溫熱的食物、多曬太陽，少吃寒涼的食物、少

受凍,冬天穿衛生褲,這些都可以防止進一步受寒。

先天的體質,不是一天能轉變,知道問題所在之後慢慢克服它,身體就會變得越來越暖。

1 年輕人流行朋克養生法，這種方法可取嗎？

> 有個新潮的養生法，稱為朋克養生（Punk Health），就是熬最深的夜，敷最貴的面膜，一邊喝酒吃燒烤，一邊保溫杯裡放枸杞。您覺得這種方法可取嗎？

首先能用這種養生法的人，通常都是身體比較好的人。這類人的先天條件（身體健康，精力充沛）比較好，怎麼養生都無所謂。比如他即使喝了冰鎮的東西，也沒有什麼不舒服；甚至冰鎮飲料和燒烤一起下肚，身體仍然棒棒的。這種人也多是性情中人，現實生活中不會顧及太多，活得比較隨心所欲。而有人則恰恰相反，哪怕只是吃一點點冰鎮食物，也可能會瀉肚或是胃痛得不行。所以各自按自己的心中願望養生就好，沒有什麼固定的養生方法。養生就是養生活，讓生活過得愉快便好。

啤酒配枸杞能達到養生的效果，這完全是一種人為的想法。首先凡是冰鎮的東西，你泡什麼藥物在裡面都不容易被

分解、被吸收,這樣做只是養生的形式,卻沒有養生的內涵。其次,並不是所有具營養的好東西吃到肚子裡,都能被吸收。比如一個人為了養生,早上二兩人參、晚上四兩鹿茸,沒事再吃點枸杞、冬蟲夏草,這就能確保他的身體健康無憂嗎?不一定,營養的東西必須被吸收才能有營養,不能被吸收,越有營養的東西、能量越高的東西,反而越消耗我們本身的氣血,甚至成為一種毒素滯留在我們體內,影響了身體健康。

枸杞作為一種養生食材,也不是所有人都適合。如果你日常飲食吃得順口,也消化得很好,在這個前提下吃點枸杞,枸杞能被吸收,說明枸杞比較適合你。相反,如果連日常飲食吃完都胃脹不舒服、消化不了,最好不要再吃什麼補品。俗話說,藥補不如食補,如果食補都補不進去,藥補更補不進去。

因此,人生百態,沒有什麼固定的非得應該或不應該的事,大家覺得過得舒心,覺得對身體有增益,精神各方面也一天比一天好,就是最好的養生法。

2 根據水往低處流的原理，那麼腳部是血液最多的地方？

> 俗話說：「水往低處流。」腳部位於人體的最底端，應該也是血液量最多的地方，這種說法真的是對嗎？

人體的血液是不斷地循環流動，透過動脈血和靜脈血之間不停地轉換，完成一個新鮮與陳舊的交換。比如心臟具有泵血功能，它有很多毛細血管，這些毛細血管如果不通暢，或者不通氣，那些富含養料和氧氣的新鮮血液，可能就去別的地方，而這些寒凝血滯的地方，因為得不到足夠的氧氣或是營養供給，慢慢就掉隊了。同樣是循環一周，那個地方可能只過了半周的血量，而別處通暢的，可能過了四周、五周的血量。

人體的五臟六腑有升有降，應該升的升，應該降的降，就是清氣上升、濁氣下降。比如說肝升肺降，它有本能，不是說所有的都往下降，有一個出口所有的血都流出去了。食歸大腸，水歸膀胱，它有自己的軌道，而且它必須得有一個

回流,才能變成陳舊的東西,才能重新吸收,再交換變成新的東西,這個泵就是把陳舊的血變成新鮮的血液。

所以,不能從傳統意義上的「水往低處流」來理解腳部的血液。

3　損有餘而補不足，這句話是什麼意思？

> 講到「損有餘而補不足」，請問應該如何理解這句話的意思？和身體有什麼關係呢？

　　「損有餘而補不足」是《道德經》中的一句話，意思是損減有餘來補充不足。實際上這是一個常態，比如水往低處流，就是有餘的地方把不足的地方填滿了，所以最後達到一種平衡。我們的身體也是這樣，比如頭上上火、腳冰涼，就要把身體多餘的能量填補到身體不足的地方，中間需要如何調和呢？

　　首先要明白臟腑和臟腑之間的關係。眾所周知，我們人體的各個臟腑都不是孤立，它們之間都有橋樑可以搭建。比如脾和肺、心和腎，它們的關係除了靠知識上的獲得，有時候也得靠身體的親身感受才能真正瞭解。此外，還可以透過經絡瞭解，經絡可以幫助我們把身體調節平衡。最後就是透過心情，當心靜下來的時候，旺盛處自然就會補到不足處，從而幫助身體達到平衡。

孩子學習的時候，如果注意力不集中，就無法把書念好、把作業寫好。在他注意力集中的時候，不僅學習效率提高，連寫作業的正確率也能提高不少。拳擊手站在擂台上時，必須運動起來，但他們的內心必須靜下來，要非常專注地知道下一拳打在哪兒、怎麼打？所以動和靜不光看表面的形體，主要看內心的一個狀態。專心致志，心無旁鶩就是靜。有時候即使放著音樂，我們仍然可以專心地把這道數學題解了，原因是背景音樂成為增加我們靈感的源泉。夏天的荷塘，各種蟲子一塊叫，有人覺得吵得要命，有人覺得今晚夜色真美。可見，心靜的時候，所見所聞都別有一番滋味。

　　看到這兒，有人就要問了，孩子認真玩電動的時候是不是也很專心？肯定是這樣，只要他愛好電動，就會很專心。實際上所有的事情都是這樣，只不過這裡換成了玩電動。玩電動對有些人來說，是一種放鬆的解壓方式，但確切是一種隱形的身心損耗。因為玩電動的時候，你的愉悅是暫時，但是沒有完成的學習和工作，最終還是要做完。

　　現在國內外的老年癡呆症挺多的，為什麼會這樣呢？有人建議，為了預防老年癡呆，不妨提高老年人的注意力，讓他們的大腦活躍起來。然而，這種病並不是說你增加計算能力和邏輯思維，就能夠改善，也不是要你多運動，就可以改善，這種病實際上是大腦空間萎縮了。所以想要治療老年癡

呆,必須為大腦增加營養。增加營養不是說你吃點什麼補一補,要知道通到大腦的主要是腦髓。

近代醫學家蔡陸仙在《中國醫藥匯海》中說:「人之才力均出於腦,而腦髓實由腎主之。腎生精,精生髓,髓生骨,骨系著於脊骨第十四椎下,是為命門,為人脊最深之竅,即輸精入腦之所……。」可見腦髓是腎主,腎的能量要補足,但腎精又不是自己獨生的,它受五臟之精的灌注才能生,追根究柢也是一個調養五臟的過程。

所以想要防止老年癡呆,還得從調養五臟入手,光調養人的智力是不行的。

4 扭動脖子時會喀喀響，這是怎麼回事？

> 當工作一會兒，覺得頭昏腦脹，抬頭左右扭動脖子時，脖子會喀喀響，這是怎麼回事呢？

脖子喀喀響與人體的逐漸衰老有關，衰老的過程腎氣不足，而腎主骨，所以左右扭動脖子，有時候會聽到喀喀響的聲音。我們扭動脖子，是因為脖子出現某種不舒服，想透過扭動來緩解不適。但是，光扭動脖子效果並不大，因為脖子只是整個脊椎的一部分，脖子出現問題，多是脊椎出現問題。想要把脖頸調理好，多需要外人的幫忙。比如我們可以趴下，讓人把整個後背脊椎從上到下都推一遍或是揉一遍。脊椎通暢，則督脈通暢，脖頸自然也就通暢了。

經常推揉脊椎，還能預防好多早衰問題，可謂一舉多得。有一點需要大家記住，所有的推拿、按摩，都要遵循循序漸進的原則，動作要輕柔、安全第一為宜。

5 總是趴著睡，對身體會不會有害？

> 孩子總是喜歡趴著睡，這是為什麼？這樣趴著睡覺，對身體有益還是有害呢？

人的本能反應會促使自己做出一些動作來自我保護。孩子喜歡趴著睡，可能是腸胃不好，或是心臟有點虛弱，透過趴睡，孩子感受到舒適，能睡得更好，這樣沒什麼不好。比如有人不喜歡側睡，不喜歡仰睡，這都是身體自我放鬆的一種選擇。

6 從多喝熱水到多艾灸，如何發揮艾灸的功效？

> 以前我們頭疼腦熱，別人就會勸「多喝熱水」，現在慢慢變成「多艾灸」。艾灸是如何對人體發揮它的功效呢？

《黃帝內經》曰：「虛則補之，實則瀉之，寒則溫之，熱則涼之，不虛不實，以經調之，此乃良醫之大法也。」意思是說，虛的人要適當地補，實的人要適當地瀉，用寒涼的藥來治療陽盛熱症，溫熱的藥來治療陰盛寒症，如果身體健康沒有實症也沒有虛症，只需放鬆經絡就可以。

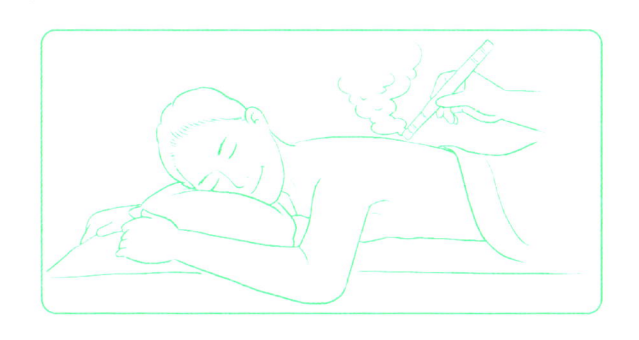

艾草作為一種養生藥材，本身具有雙向調和作用，可補又可泄。只要因人而異、因時而異，就能夠達到保養身體的功效。當然，實熱者多灸四肢，虛寒者多灸腰部和腹部。

7 氣血不足是怎麼回事？氣和血兩者是什麼關係？

> 經常聽到有人說氣血不足，到底是氣不足，還是血不足？這兩者是什麼樣的關係呢？

　　人是一個整體，氣和血本身是同時遊走在身體內。如果要分開來說，等於把人體割裂了。氣行脈外，血行於中，血在血管裡行走，不是它自己走，而是有無形的氣在推動它走，所以氣血是不能分開而論的。

　　如果沒有氣的推動，血立刻就停了，或者成出血症，血不歸經。所以氣是血的動能，但動能一般不可見，我們看見的是有形的物質，所以有人會覺得血是血，氣是氣，氣看不見。看不見的東西不代表它不存在，而是作為無形的動能支撐著有形的物質運作。氣與血的關係就是如此。

8　做手術已經過半個月，可以進行跪膝法嗎？

> 前面講過跪膝法的諸多好處，在手術之後，依然可以透過跪膝法進行身體鍛鍊嗎？

　　許多人做手術之後，的確對跪膝還是有恐懼感。如果懷著恐懼的心思跪膝，就會耗費大量的氣血，跪的時候精神不集中，氣血也不會往下肢集中。

　　《黃帝內經》曰：「拘於鬼神者，不可與言至德；惡於鍼石者，不可與言至巧；病不許治者，病必不治，治之無功矣。」意思是說，對於那些拘泥於鬼神迷信的人，是不能與他談論高深的醫學理論；對於那些厭惡鍼石治療的人，也不能和他談論針灸技術的巧妙；而那些得了病卻不願意治療的人，他們的病是無法治癒的，即使強迫他們治療，也難以得到應有的療效。

　　具體到實處，就是治病不能逆著患者的心理狀態。否則，患者不相信、不接受，不能與醫生共同努力，就等於是做無用功。做了手術半個月之後，患者心中首先有個認知，

我這裡已經受傷了，你還讓我跪，不是越跪越磨損嗎？面對這種情況，建議患者先推腹，或者先把手搓熱了，先撫摸膝蓋。這個方法既簡單又有效，還容易堅持。

這就是告訴大家，任何養生方法首先都要確保安全；其次，以病人為主體。只有以病人為主體，獲得病人的認可，病人才能更好地自癒。

9 揉或是掐人中，能夠舒緩感冒嗎？

> 身邊依然有許多人在感冒的時候，不吃藥不打針，而是採取掐自己人中的方式改善。掐人中，是否能夠舒緩感冒呢？

人中位於鼻下方、唇上方的皮膚縱溝（鼻唇溝）處，屬督脈經。古人認為望診此處以診察膀胱和子宮（即子處）的疾病。而膀胱經就像家裡院子的柵欄，達到防護作用，用來抵禦外界風寒。

當人感冒時，多是體內有寒氣，揉或是掐人中，等於開啟膀胱經的柵欄，把裡面的寒氣散出去。所以感冒時掐人中，會覺得身體舒服一點兒，但是感冒了，還是得吃藥就吃藥。

10 哪些穴位不能隨便按摩，否則會出現問題？

> 聽說按摩經絡能夠養生，但哪些穴位不能隨便按摩？按摩的話，就會引發某些身體上的不適，是真的嗎？

人體的經絡、穴位是自身的東西，都是保護我們的，而不是和我們作對。按摩的時候，揉著揉著手就酸了，不可能使那麼大力氣，把身體按摩傷。所以方法好不好使，不必追根究柢，先去做，先去按摩試試看，但是許多人非得想明白是不是安全，有沒有什麼科學依據再去做。結果想了三天，一次也沒試驗過，最後只能不了了之。

其實，為自己按摩不需要特別高深的手法，哪裡不舒服，隨手都可以按。比如肩膀上比較癢，直接用手撓就好，沒有必要請教別人，更不需要使多大力氣，只要不癢即可。按穴位也一樣，只不過是把癢癢的地方換成穴位名而已，你哪兒癢就按哪兒，這就是穴。因為按了以後，心情就舒暢。

這就是經絡在給你傳達資訊，告訴你哪裡有問題。比如

說這裡癢,就是告訴你這癢必須撓,撓了以後立刻神清氣爽;這裡脹了,脹就是氣堵在這兒,必須得敲,一敲打一嗝,結果好了;如果某個部位酸了,那就得揉一揉。實際上這些就是穴,所以穴位很簡單,而且穴位都是你的親朋好友,都是同盟軍,揉不壞,而且還可能嫌你揉得太輕,所以為自己按摩揉就行,揉不壞的,只會越揉身體越健康。

健康養生提醒

　　書中所描述的健康養生方法僅供參考，不作為實際養生中完全依靠的方法。在健康養生的過程中，應該根據個人身體狀況、具體問題來解答分析，再施以正確的養生方法。

　　針對重大健康問題，最好及時就醫診斷，以免錯過最佳治療時機。

一看就懂！年輕人的健康說明書

好眠舒心、美顏瘦身、飲食調理、增強抵抗力的 104 個養生觀念

作　　　　者	中里巴人
社　　　　長	林宜澐
總　編　　輯	廖志墭
副　總　編　輯	葉菁燕
選　書　執　行	Carol Yeh
封面內頁設計	陳姿妤
行　銷　企　劃	陳苑如（特約）

國家圖書館出版品預行編目（CIP）資料

一看就懂！年輕人的健康說明書：好眠舒心、美顏瘦身、飲食調理、增強抵抗力的 104 個養生觀念 / 中里巴人作 . -- 初版 . -- 臺北市：蔚藍文化出版股份有限公司, 2024.12　面；　公分
ISBN 978-626-7275-48-1 (平裝)
1.CST: 中醫　2.CST: 養生　3.CST: 健康法
413.21　　　　　　　　　　　　113014714

出　　　　版｜蔚藍文化出版股份有限公司
地址：110408 台北市信義區基隆路一段 176 號 5 樓之 1
電話：02-2243-1897
臉書：https://www.facebook.com/AZUREPUBLISH/
讀者服務信箱：azurebks@gmail.com

總　　經　　銷｜大和書報圖書股份有限公司
地址：248020 新北市新莊區五工五路 2 號
電話：02-8990-2588

法　律　顧　問｜衆律國際法律事務所
著作權律師：范國華律師
電話：02-2759-5585
網站：www.zoomlaw.net

印　　　　刷｜世和印製企業有限公司
ＩＳＢＮ｜978-626-7275-48-1
定　　　　價｜260 元
出　版　一　刷｜2024 年 12 月

版權所有・翻印必究。本書若有缺頁、破損、裝訂錯誤，請寄回更換。

本書旨在爲廣大讀者提供日常保健參考，期間若有不適狀況，建議您應諮詢專業醫師。

版權聲明
本書繁體版由四川一覽文化傳播廣告有限公司代理，經北京時代華語國際傳媒股份有限公司授權出版。